改訂第3版

必携
救急資器材マニュアル

編集

広島国際大学保健医療学部救急救命学科 教授
安田 康晴

ぱーそん書房

■ 執筆者一覧

■編集

安田　康晴（広島国際大学保健医療学部救急救命学科 教授）

■執筆者

安田　康晴（広島国際大学保健医療学部救急救命学科 教授）

竹井　　豊（新潟医療福祉大学医療技術学部救急救命学科 教授）

佐々木広一（広島国際大学保健医療学部救急救命学科 准教授）

大松健太郎（新潟医療福祉大学医療技術学部救急救命学科 准教授）

西　　大樹（広島国際大学保健医療学部救急救命学科 准教授）

■ 改訂第 3 版にあたって

　近年、医療政策における最も重要な課題として医療安全の確保が挙げられている。医療安全とは、患者の安全を最優先に考え、その実現のための考えを醸成し、医療現場に定着させ、安全な医療を提供していくことである。

　救急現場活動において、安全な救急活動を提供するために、救急隊員自らが使用する救急資器材の管理や取り扱いの不備によって、アクシデントを起こしてはならない。傷病者(患者)の安全を最優先に考えたときに、救急資器材の正しい取り扱いと管理を熟知したうえで使用することがインシデントやアクシデントの防止となることは言うまでもない。

　救急資器材には必ず添付文書が添えられ、取り扱いや管理について記載されているため、使用する資器材について添付文書の内容をすべて理解し、習熟し使用しなければならないが、記載された内容は膨大かつ詳細過ぎて、十分理解されないまま使用されていることが推測される。また、所属によっては、資器材管理部署が一括して添付文書を保存し、使用する救急隊まで周知されていないこともある。

　本書は救急資器材について、添付文書の内容から最低限知っておくべき使用方法と注意事項、さらにやってはならない事項を抽出し、さらに救急現場活動の豊富な救急救命士の使用経験を踏まえ、注意事項も追加した。本書の役割は、現在使用している救急資器材について、使用方法の要点と注意事項を理解し、実践することで、救急現場での資器材取り扱いのトラブルが回避できると考えている。

　救急隊員や救急救命士養成の教育現場や現場活動を行っている救急隊員が、今一度救急資器材の正しい取り扱いと管理について見直し、救急現場活動でのインシデントやアクシデントの防止につながり、円滑な救急現場活動の遂行の一助となれば幸いである。

　令和 6 年 11 月吉日

広島国際大学保健医療学部救急救命学科

教授　安田　康晴

■ 改訂第2版にあたって

　救急現場での資器材取り扱いのトラブル回避に役立つとの思いで、「必携　救急資器材マニュアル」を発刊したが、発刊から7年が経ち資器材もアップデートし、さらに新たな資器材も販売されていることから改訂版を発刊することになった。初版と同様に、救急資器材について、添付文書の内容から最低限知っておくべき使用方法と注意事項、さらにやってはならない事項を抽出し、現在使用している救急資器材について、使用方法の要点と注意事項を理解することにより、救急現場での資器材取り扱いのトラブルが回避できると考えている。

　リスクマネジメントとは、一般的に「事故を未然に防ぐことや発生した事故を速やかに処理することによって、組織の損害を最少にくいとめる」ことと位置づけられている。

　救急現場活動において、救急隊員自らが使用する救急資器材の管理や取り扱いの不備によって、事故を起こしてはならない。救急資器材には必ず、添付文書が添えられ管理や取り扱いについての注意事項が記載されており、その内容を熟知したうえで使用することがリスクマネジメントとして必要である。

　救急隊員・救急救命士の教育現場や既に救急現場活動を行っている救急隊員が、今一度自分たちの「商売道具」である救急資器材の取り扱いと管理について正しい知識をもち、救急現場活動での資器材のトラブルを回避し、円滑に救急現場活動が遂行されることを切に願っている。

　令和4年4月吉日

広島国際大学保健医療学部救急救命学科

教授　安田　康晴

■ 初版 はじめに

　リスクマネジメントとは、一般的に「事故を未然に防ぐことや発生した事故を速やかに処理することによって、組織の損害を最少にくい止める」ことと位置づけられている。

　救急現場活動において、救急隊員自らが使用する救急資器材の管理や取り扱いの不備によって、事故を起こしてはならない。救急資器材には必ず添付文書が添えられ管理や取り扱いについての注意事項が記載されており、その内容を熟知したうえで使用することがリスクを防ぐうえで必要であるが、記載された内容は膨大かつ詳細過ぎて、十分理解されないまま使用されていることが推測される。また、所属によっては、資器材管理部署が一括して添付文書を保存し、使用する救急隊まで周知されていないこともある。

　本書は救急資器材について、最低限知っておくべき使用方法と注意事項、やってはならない事項を抽出し、さらに救急現場活動の豊富な救急救命士の使用経験を踏まえ、注意事項も追加した。

　現場活動を行っている救急隊員や救急救命士養成の教育現場で、自分たちの「商売道具」である救急資器材の正しい取り扱いと管理について、今一度見直すことによって、トラブルを回避し、円滑な救急現場活動が行えるものと信じている。

平成 27 年 11 月吉日

広島国際大学保健医療学部救急救命学科

教授　安田　康晴

■目　次

カッコ内は商品名

Ⅰ．観察資器材

1・聴診器(リットマン マスタークラシック) ……………………………… 2
2・聴診器(リットマン コア デジタル ステソスコープ) ………………… 3
3・パルスオキシメータ(オニックスⅡ) …………………………………… 4
4・アネロイド血圧計(デュラショック) …………………………………… 5
5・電子血圧計(エレマーノ 2) ……………………………………………… 6
6・耳式体温計(シチズン耳/額式体温計 CTD711) ……………………… 7
7・腋窩電子体温計 …………………………………………………………… 9
8・ペンライト ………………………………………………………………… 10
9・血糖測定器(メディセーフフィットスマイル、メディセーフファインタッチⅡ) …………… 11

Ⅱ．処置資器材

① 気道管理資器材━━━━━━━━━━━━━━━━━━━━━━14

1・開口器(エスマルヒ式) …………………………………………………… 14
2・開口器(ハイステル式) …………………………………………………… 15
3・バイトブロック …………………………………………………………… 16
4・口腔エアウェイ …………………………………………………………… 17
5・経鼻エアウェイ …………………………………………………………… 19
6・手動式吸引器 ……………………………………………………………… 21
7・足踏式吸引器 ……………………………………………………………… 22
8・新生児用吸引カテーテル ………………………………………………… 23
9・電動吸引器(レールダルサクションユニット LSU4000) …………… 24
10・電動吸引器(パワーミニックⅡ) ……………………………………… 25
11・電動吸引器(アキュバック・プロ) …………………………………… 26
12・吸引用カテーテル(テーパー型) ……………………………………… 27
13・吸引用カテーテル(ヤンカー型) ……………………………………… 28
14・喉頭鏡(WA 喉頭鏡ブレードマッキントッシュ型) ………………… 29
15・マギル鉗子 ……………………………………………………………… 31
16・ラリンゲアルマスク(Ambu AuraGain ラリンゲルマスク) ……… 32
17・ラリンゲアルチューブ(ラリンゲルチューブ LT) ………………… 34
18・i-gel® …………………………………………………………………… 36
19・気管内チューブ(ソフトシール気管内チューブ・クリア PVC) …… 38
20・スタイレット …………………………………………………………… 40
21・呼気終末期炭酸ガス検知器(イージーキャップ) ………………… 41

目次 i

22・呼気ガスディテクタ(フロキャップ) ･････････････････････････････ 42
23・カプノメータ(呼気 CO_2 モニター)(ポケット CO_2 モニタ WEC-7301 Capno プチ)･･････ 43
24・カプノメータ(呼気 CO_2 モニター)(EMMA 救急用カプノメータ) ･･････････ 45
25・チューブホルダー(トーマスセレクトチューブホルダー) ･････････ 46
26・チューブガイド付き硬性挿管用喉頭鏡(エアトラック) ･････････ 47
27・ビデオ硬性喉頭鏡(エアウェイスコープ AWS-S200) ･･･････････ 49
28・ビデオ硬性挿管用喉頭鏡(AceScope) ･･････････････････････････ 51
29・潤滑剤(ヌルゼリー、K-Y ルブリケーティングゼリー) ･････････ 53

2 呼吸管理資器材 ━━━━━━━━━━━━━━━━━━━━━ 54
1・酸素ボンベ ･･ 54
2・救急用酸素圧力調整器[流量計付減圧弁 FLW2 型(ヨーク型)]･････54 55
3・加湿流量計付き酸素吸入装置(オキシパック OX-ⅢS) ･････････ 56
4・鼻腔カニューラ ･･･ 57
5・ベンチュリマスク ･･･ 58
6・中濃度用酸素マスク ･･･････････････････････････････････････ 59
7・高濃度用酸素マスク ･･･････････････････････････････････････ 60
8・ポケットマスク ･･･ 61
9・バッグ・バルブ・マスク(アンブ蘇生バッグマークⅣ・SPUR 2) ･･･ 62
10・救急蘇生用人工呼吸器(マニテーター) ･･････････････････････ 64
11・自動式人工呼吸器(オートベント 2000AHA) ･･････････････････ 66
12・自動式人工呼吸器(パラパック プラス 300NJ) ･･････････････ 67
13・可搬型人工呼吸器(メデュマット・イージー・CPR) ･････････ 69

3 循環管理資器材 ━━━━━━━━━━━━━━━━━━━━━ 70
1・心肺蘇生用背板(ライフセーバー CPR ボード) ･･･････････････ 70
2・自動心臓マッサージ器(LUCAS 3) ･････････････････････････････ 71
3・自動心臓マッサージ器(AutoPulse) ･･･････････････････････････ 73
4・自動心臓マッサージ器(コーパルス CPR) ･･･････････････････ 75
5・自動心臓マッサージ器(Clover3000) ･･････････････････････････ 77
6・自動心臓マッサージ器(ARM XR) ･･･････････････････････････ 80
7・半自動除細動器(TEC-2603 カルジオライフ S) ･･････････････ 82
8・半自動除細動器(ライフパック 15) ･･････････････････････････ 84
9・半自動除細動器(カルジオライフ EMS) ･･････････････････････ 86
10・半自動除細動器(X Series) ･･･････････････････････････････････ 87

4 外傷処置資器材 ━━━━━━━━━━━━━━━━━━━━━ 89
1・バックボード(ファーノモデル 2010) ･････････････････････････ 89
2・スクープストレッチャー(ファーノモデル 65EXL セット) ･････ 91
3・バキュームスプリント(部分固定用)(バキュームスプリントモデル AS190) ･･････ 93

4・バキュームスプリント(全身用)(EVS バキュームスプリント) ………… 95
5・副子(アルフェンスシーネ) ………… 97
6・副子(梯状副子) ………… 98
7・牽引副子(ファーノトラックモデル 443/444) ………… 99
8・ショックパンツ ………… 100
9・頸椎カラー(Stifneck Select) ………… 101
10・KED® ………… 102
11・止血帯(NAR ターニケット CAT) ………… 104
12・止血帯(RMT) ………… 106
13・止血帯(X8T ターニケット Gen2) ………… 107
14・チェストシール(SAM チェストシール) ………… 109

5 個人防護具 ——————————————————————110
1・手袋 ………… 110
2・サージカルマスク ………… 112
3・N95 マスク ………… 113
4・感染防止衣 ………… 114
5・ゴーグル ………… 116
6・ヘルメット(CAP ヘルメット) ………… 117
7・ヘルメット(CAP ワーキングキャップ) ………… 118

6 輸液・静脈路確保 ——————————————————120
1・輸液製剤(乳酸リンゲル液)[ラクテック注(ソフトバック)] ………… 120
2・輸液セット ………… 121
3・駆血帯(井の内式) ………… 123
4・静脈留置針(サーフロー ZERO、セーフタッチキャス) ………… 124
5・針廃棄容器 ………… 126
6・静脈可視化装置(ベインライト、AccuVein AV500) ………… 127

Ⅲ. 搬送資器材

1・メインストレッチャー(モンディアル トランスポーターモデル ST70-J) ………… 130
2・メインストレッチャー(エクスチェンジ モデル 4080-S/4155) ………… 132
3・メインストレッチャー(スカッドメイト モデル 9304) ………… 135
4・電動ストレッチャー(Power-PRO XT) ………… 138
5・電動ストレッチャー(Power X1) ………… 140
6・サブストレッチャー(コンビネーションストレッチャー モデル 107) ………… 142
7・サブストレッチャー(ステアチェアー モデル 40) ………… 145
8・サブストレッチャー(イーバック+チェア MK5-JP) ………… 146
9・バスケット型ストレッチャー(ファーノ モデル 71-S) ………… 147

10・エアーストレッチャー®（FDM） ………………………………………… 149
11・アジャストストレッチャー® ………………………………………………… 151
12・エルゴストレッチャー®S …………………………………………………… 153

I

観察資器材

1 聴診器

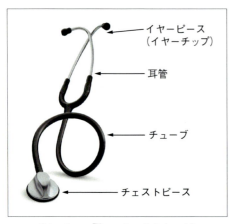

〈リットマン™マスタークラシック〉

目的：呼吸音・心音の異常、血圧測定時のコロトコフ音、腸管のグル音などを聴診する。

[使用方法]

1. 外耳孔はやや後方に開口しているため、イヤーピースはやや前方を向くように角度を調節し、使用者の耳に挿入する。
2. チェストピースを、聴きたい部位の皮膚に押し当て聴診する。
3. 低周波音を聴診するには、チェストピースを皮膚に軽く押し当てる。
4. 高周波音を聴診するには、チェストピースを皮膚に強く押し当てる。

POINT!

- 正常な呼吸音を評価できるように、普段の救急活動で聴診することを習慣づけておく。
- 静かな環境を保てない現場や救急車内において聴診する際は、片手で耳金具を握り、イヤーピースを耳に軽く押さえつけた状態で、目を閉じ、神経を研ぎ澄まし呼吸音の聴取に集中する。
- 傷病者に対し「大きく呼吸をしてください」と伝え、呼吸をさせることにより、呼吸音聴取が容易になることがある。呼吸音の左右差の観察を目的とした聴診には特に有効である。

✕やってはダメ

➡ 寒い時期などでは、冷たくなった聴診器をそのまま使用してはいけない。必ず実施者の体温などでチェストピースを温めてから使用すること。

➡ 傷病者に近づき呼吸様式（胸の上がり下がり）を観察する際は、聴診器が傷病者に当たらないよう首からぶら下げない。

メンテナンス

▶ 使用後は必要に応じ、湿式清掃または消毒液で清拭する。

▶ チューブ（塩ビ）部分は、皮脂などの影響で硬化が進まないよう、保護つや出し剤を使用して、柔軟性を維持する。

2 聴診器

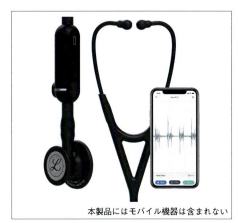

本製品にはモバイル機器は含まれない

〈リットマン®コア デジタル ステソスコープ〉
(画像提供：ソルベンタム合同会社)

目的：呼吸音・心音の異常、血圧測定時のコロトコフ音、腸管のグル音などを聴診する。

[使用方法]

1. 外耳孔はやや後方に開口しているため、イヤーピースを前方向き(使用者から見て「ハ」の字の向き)で、耳に挿入する。
2. 電源ボタンを押すと、デジタルモードが起動する。オフ時はアナログモードとして使用可能。
3. 必要に応じてボリューム大ボタン(＋)、小ボタン(－)を押して希望の音量に設定する。
4. チェストピースを聴きたい部位の皮膚に押し当て聴診する。
5. モバイル機器と接続することで音響波が可視化される。録音ボタン(○)を押すことで、録音・保存が可能となる。

POINT!
- 隊員間または医療従事者間で録音した聴診音の共有が可能となる。
- バッテリ容量は最大8時間である。

×やってはダメ

→ 寒い時期などでは、冷たくなった聴診器をそのまま使用してはいけない。必ず実施者の体温などでチェストピースを温めてから使用すること。
→ 傷病者に近づき呼吸様式(胸の上がり下がり)を観察する際は、聴診器が傷病者に当たらないよう首からぶら下げない。
→ ショート・感電の恐れがあるため、水に漬けたり、水をかけたりしない。

メンテナンス

▶ 使用後は必要に応じ、アルコールを染み込ませたガーゼで清拭する。イソプロピルアルコールのワイプ(保湿剤が含まれていないもの)または単回使用の石鹸水のワイプが推奨である。
▶ LED表示が黄色で点滅した場合は、充電池の残量が少なくなっているので、充電する。

3 パルスオキシメータ

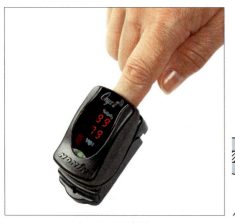

〈オニックス®Ⅱ〉

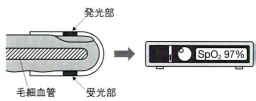

ヘモグロビンと酸素の結合の有無による吸光度の違いを機械的に測定する。

目的：動脈血の経皮的動脈血酸素飽和度（SpO$_2$）と脈拍数を測定する。

[使用方法]

1. 傷病者の指の先端が本体の指止めに触れるまで挿入する。
2. 指が光源と光検出器の中心位置にあることを確認し、電源を入れる。
3. 数秒後に測定値（SpO$_2$は％で表示）が表示される。
4. 装置の中に指が挿入されていない状態のとき、8秒で自動的に電源が切れる。

POINT!

● 使用温度範囲 0〜40℃を知っておく。

✕やってはダメ

➡ 携帯電話、無線機器、除細動器など、高周波を発生させる機器を使用する場合は近づけてはいけない。
➡ 乳児・新生児に使用してはいけない。
➡ 電池圧力低下インジケータの LED が点滅した状態で使用してはいけない。

メンテナンス

▶ 使用後、発光部や光検出器上の障害物やほこりなどは取り除き、装着部をきれいにする。
▶ 使用頻度が高い機器であるため、特に電池切れに注意する（電池作動時間は連続使用時で約 16 時間）。
▶ 機器を消毒する際は本体から電池を外し、表面を消毒液で湿らせた軟らかい清潔な布で清拭する（消毒液や水分が装置の開口部に入らないようにする）。

I．観察資器材

4 アネロイド血圧計

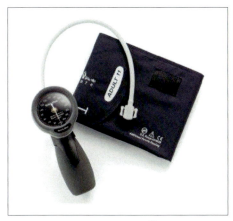

〈デュラショック™〉

目的：非侵襲的に動脈血圧を測定する。

[使用方法]

1. カフ下端が肘上 2～3 cm のところにくるように、カフを上腕に巻き付けてマジックテープで留める。
2. 動脈インデックスマーカーを上腕部の動脈上に位置させ、カフの下辺が肘曲部の上 2.5 cm になるようにカフを巻く。
3. 予測される最高血圧より 30 mmHg 程度高い圧までカフを迅速に加圧し膨らませる。
4. 聴診器をカフ装着部より末梢側の動脈部に当て、コロトコフ音を聴診しながら、エアリリースバルブを操作して毎秒 2～3 mmHg ずつカフ内の圧を減圧しながら、最高および最低血圧を読み取る。
5. 最低血圧読み取り後、エアリリースバルブを操作し、カフ内の残留圧を排気する。

POINT!

- カフを正しく巻くことができるように、傷病者の上腕を確実に露出させる。
- 傷病者の測定部位の上腕を心臓の高さにする。

×やってはダメ

→ 血圧測定のための傷病者への圧力負荷を2分以上継続してはいけない。
→ 間隔を空けず再測定してはいけない（最低2分間の間隔を保つこと）。
→ 点滴やシャントがある腕で測定してはいけない。

メンテナンス

▶ 汚れが乾燥し落ちにくくなるのを防ぐため、付着した血液や体液などは直ちに洗浄して消毒する。
▶ 長時間使用すると劣化して亀裂を起こすため、ゴム製品は定期的に交換する。
▶ すべての部品は、消毒用アルコールで清拭が可能。
▶ カフカバー（布袋）は洗浄が可能。ゴム球は、洗う前に取り外すこと。

5 電子血圧計

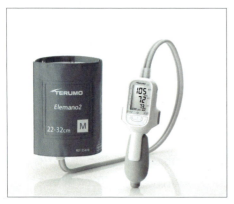

〈エレマーノ®2〉

目的：非侵襲的に動脈血圧および脈拍数を測定する。

［使用方法］

1. 電源を入れる。
2. カフ下端が肘上2～3cmのところにくるように、カフを上腕に巻き付けて面ファスナーでとめる。
3. 動脈インデックスマーカーを上腕部の動脈上に位置させ、カフの下辺が肘曲部の上2.5cmになるようにカフを巻く。
4. 「測定・モード」スイッチを押して、ノーマル、スロー、聴診モードを選択する。
   ※聴診モードでの測定方法は、「4. アネロイド血圧計」を参照。
5. 加圧を終了すると、自動的に減圧が始まる。
6. ディスプレイに最高、最低血圧と脈拍数が表示される。

POINT!

- カフを正しく巻くことができるように、傷病者の上腕を確実に露出させる。
- 傷病者の上腕の測定部位を心臓の高さにする。
- 血圧が低い場合は、スローモードを選択する。

×やってはダメ

→ 血圧測定のための傷病者への圧力負荷を2分以上継続してはいけない。
→ 間隔を空けず再測定してはいけない（最低2分間の間隔を保つこと）。
→ 点滴やシャントがある腕で測定してはいけない。

メンテナンス

▶ 汚れが乾燥し落ちにくくなるのを防ぐため、付着した血液や体液などは直ちに洗浄して消毒する。
▶ 長時間使用すると劣化して亀裂を起こすため、ゴム製品は定期的に交換する。
▶ すべての部品は、消毒用アルコールで清拭が可能。
▶ カフカバー（布袋）は洗浄が可能。ゴム球は、洗う前に取り外すこと。

Ⅰ．観察資器材

6 耳式体温計

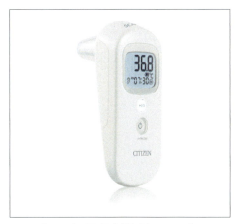

〈シチズン耳/額式体温計 CTD711〉

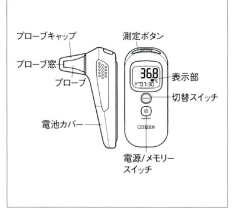

〈各部の名称〉

目的：鼓膜とその周辺の赤外線を測定することによって体温を測定する。
機能：鼓膜から放射されている赤外線の量を体温計のセンサーで測定し、体温計のマイクロコンピュータで計算し体温を表示する。

［使用方法］

額式でも測定可能であるが、ここでは耳式での使用方法のみ説明する。
1．プローブキャップを取り外し、電源を入れる。
2．測定可能状態であることを確認し、プローブを耳孔（鼓膜の方向）に挿入する。
3．スイッチを押す。
4．測定が終了するまで、プローブを耳孔に挿入したまま保持する。

POINT!

- プローブは外耳道に沿って自然に挿入する。
- プローブは耳孔に強く押しつけない。
- 測定範囲は 34.0〜42.2℃である。
- 鼓膜温は腋窩温に比べて測定値が高い。

×やってはダメ

➡外耳炎、中耳炎など耳に疾患をもっている傷病者には使用しない。

メンテナンス

▶高温・多湿、直射日光、ほこり、暖房器具のそば、塩分などを含んだ空気の影響を受けるところで保管しない。

▶赤外線センサーが汚れたときは、ティッシュやウェットティッシュ、乾いた布で拭き取る。

注意事項

➡鼓膜の温度は、外気の影響を受けにく

く、深部体温に近く安定した温度を保っており、体温が正確に測れる測定部位である。しかし、耳式体温計は、耳に挿入する角度や深さ、外耳道の彎曲具合などにより測定値に誤差が出ることがある。

7 腋窩電子体温計

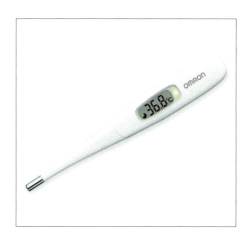

目的：体温計の感温部を腋に接触させることにより、体温を測定する。

［使用方法］

1. 収納ケースから取り出し、電源を入れる。
2. 表示部が「検温準備完了表示」になっていることを確認し、感温部を腋に挿入する。
3. 腋に密着させ、検温が終了するまで本体を保持する。

POINT!

- 傷病者の腋に体温計を挟み込んだ後、検温側上肢を内転させ、体温計を密着させ、空隙をつくらないようにする。
- 再測定する際は、電源を入れ直し、検温間隔を30秒以上空ける。
- 測定範囲は32.0～42.0°であることを知っておく。

×やってはダメ

→ 腋以外で検温してはいけない。
→ 連続して検温してはいけない。
→ 腋の下が汗ばんでいる状態で、検温してはいけない。

メンテナンス

▶ 高温・多湿、直射日光、ほこり、暖房器具のそば、塩分などを含んだ空気の影響を受けるところで保管しない。
▶ 汚れがひどいときは、洗浄し乾燥させる。軟らかい布でから拭きする。

8 ペンライト

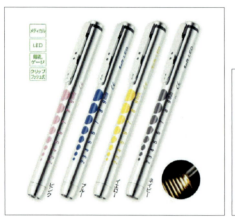

〈瞳孔ゲージ付きペンライト〉

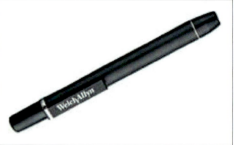

〈ハロゲンペンライト〉

目的：瞳孔径および対光反射の異常の有無や、口腔内を確認するために使用する。

［使用方法］

1. グリップを押すと点灯、離すと消灯する。

POINT!

- 瞳孔径を測定するときは、周囲の環境を薄暗くすると、縮瞳の観察が比較的容易である。
- 瞳孔径を測定するときは、直接、眼球に光を当てないようにし、ゆっくりと外側から内側にかけて光を入れていく。

×やってはダメ

➡ 瞳孔径を測定するときは、網膜に傷害を引き起こす危険性があるため、光源を見つめたり、連続して眼球に照射したりしない。

メンテナンス

▶ 機器を長時間使用しないときは、電池を取り外しておく。
▶ 外側部分は、湿式清掃し乾燥させて湿気を十分に取る。

9 血糖測定器

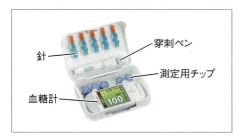

〈メディセーフフィットスマイル®、メディセーフファインタッチⅡ®〉

［使用方法］

1. キャップを外すと電源が入る。
2. 測定用チップのフィルムシールをはがし、チップケースを押し込み、チップケースのみ引き抜く。
3. 穿刺ペンのダイヤルを回し、穿刺の深さを設定する。
4. 穿刺器に針をセット後、穿刺部位に当て、プッシュボタンを押す。
5. チップの先端を血液に接触させ、吸引する。「ピー」と音が鳴り、「測定中」と表示されたらチップを血液から離す。
6. 測定が始まり、約9秒後に測定結果が表示される。
   チップに空のチップケースを被せ、イジェクターを前に押し出して、チップケースごと外す。
8. キャップを被せると電源が切れる。
9. 本体のチップ装着部に保護キャップを被せる。

POINT!

- 指先の側面を穿刺する。
- 血液の大きさは約2.5mm、血液が出にくいときは穿刺の深さを調節する。
- 血液を吸引するときは皮膚に強く押しつけない。
- 測定後は、血液飛散の可能性があるため、必ずキャップを被せる。

×やってはダメ

→ 高温・低温環境で保管してはいけない（正しい測定値が得られないため）。
→ 穿刺の深さ調節が正常に行えなくなるため、針を取り付けたまま保管しない。
→ 血液を長く吸引し続けると正確な値が出ないことがあるため、「ピー」という音が鳴ったら速やかに離す。

メンテナンス

▶ 外観点検、液晶点検を行い、本体および付属品の表面は、水や消毒用アルコールを湿らせた軟らかい布で清拭する。
▶ 血糖計の測定窓は、新しい綿棒に少量の水を含ませて汚れやほこりを拭き取り、さらに乾いた綿棒で拭く。
▶ 測定機能については、測定用チップ装着時に自動点検機能により点検されている。常時使用できるよう、テスト用チップを用意し動作確認する。

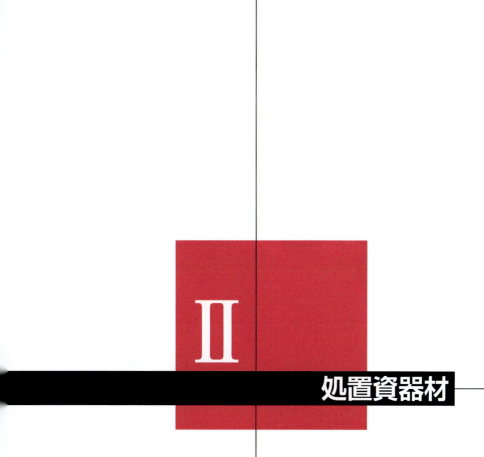

1 気道管理資器材

1 ▍ 開口器（エスマルヒ式）

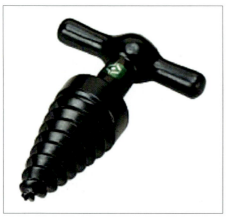
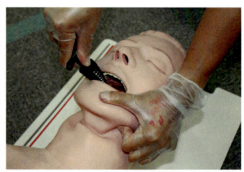

目的：開口困難な傷病者の口を開口させる。

[使用方法]

1. 開口器を傷病者の口角部から挿入する。
2. 先端を奥歯の間に挿入する。
3. 開口器のハンドルを時計回りに回転させ開口する。
4. 開口後はバイトブロックなどを使用し開口状態を維持する。

POINT!

● 必ず犬臼歯に当たるように支持しながら開口する。

×やってはダメ

➡ 切歯や犬歯にかけると歯牙損傷する恐れがある。
➡ 開口器の先端で舌や口腔粘膜を損傷させない。
➡ ぐらついている歯では使用しない。

メンテナンス

▶ 洗浄後、消毒液に30分浸漬後、再び洗浄して乾燥させる。
▶ 乾燥後、パッケージングし高温多湿を避けて保管する。

2 開口器(ハイステル式)

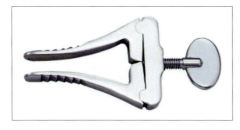
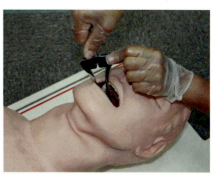

目的：開口困難な傷病者の口を開口させる。

[使用方法]

1. 開口器を傷病者の口角部から挿入する。
2. 先端を奥歯の間に挿入する。
3. 開口器のハンドルを時計回りに回転させ開口する。
4. 開口後はバイトブロックなどを使用し開口状態を維持する。

×やってはダメ

➡ 切歯や犬歯にかけると歯牙損傷する恐れがある。
➡ 開口器の先端で舌や口腔粘膜を損傷させない。
➡ ぐらついている歯では使用しない。

メンテナンス

▶ 洗浄後、消毒液に30分浸漬後、再び洗浄して乾燥させる。
▶ 乾燥後、パッケージングし高温多湿を避けて保管する。

3 バイトブロック

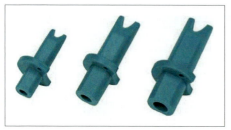

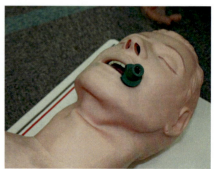

目的：傷病者の咬舌防止および気管内チューブなどの閉塞防止のために用いる。

［使用方法］

1. 傷病者の口を開ける。
2. 傷病者の口角部に挿入する。
3. 声門上気道デバイスや気管内チューブを固定する際は、バイトブロックの切り込み部分をチューブに合わせ固定する。

POINT!

- 開口が困難な場合は開口器を使用して開口した後、バイトブロックを挿入する。

×やってはダメ

➡ 挿入の際に、バイトブロックの先端で口腔内を損傷させないようにする。

メンテナンス

▶ 消毒液に30分程度浸漬後、水洗いして乾燥させる。

Ⅱ．処置資器材　1．気道管理資器材

4 ▍口腔エアウェイ

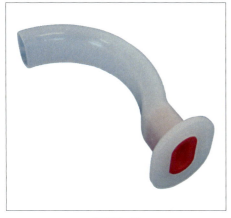

〈ゲデル式〉　　〈バーマン式〉

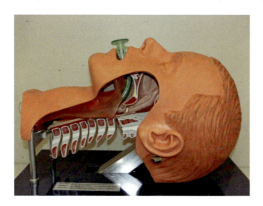

目的：沈下した軟口蓋や舌根を持ち上げて気道確保を補助する。

[使用方法]

挿入方法は回転法と舌圧子を用いた2通りがある。

1．回転法
　①開口後、先端を軟口蓋側に向けて挿入する。
　②先端が下咽頭に達したら180°回転させ、さらに奥へ挿入する。
2．舌圧子を用いた方法
　①開口後、舌圧子で舌を前方に圧排または牽引し、それに沿ってエアウェイを挿入する。

17

POINT!

- 口唇から下顎角までの長さを参考にして適正なサイズを選択する。
- 指交差法で確実に開口する。
- 舌を押し込まないように注意する。
- 嘔吐に備え、吸引の準備をしておく。

✕やってはダメ

➡咽頭反射が残っている場合は、嘔吐を誘発する可能性があるため使用しない。
➡舌を巻き込むと気道閉塞を助長する。
➡挿入時の歯牙損傷に注意する。

メンテナンス

▶洗浄後、消毒液に30分浸漬後にまた水洗いする。
▶乾燥後、パッケージングし高温多湿を避けて保管する。

Ⅱ．処置資器材　1．気道管理資器材

5 経鼻エアウェイ

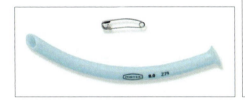
〈POTEX〉

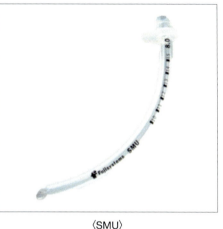
〈SMU〉

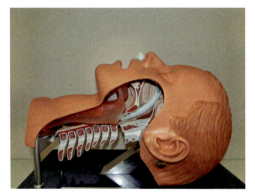

目的：舌根沈下などで、狭窄または閉塞した気道を開放する。

[使用方法]

1. 先端部分に潤滑剤を塗布する。
2. 鼻先を前額部側に引き、右の鼻孔を選択し、顔面に向かって垂直に挿入する。
3. 左の鼻孔に挿入する場合、鼻中隔を通過するまで逆向きで挿入し、通過後に反転させて挿入する。
4. 適切な深さまで挿入し、安全ピンで位置を固定する（SMU製は安全ピンではなくシリコンの固定板を使用）。

POINT!

- 先端のカット面から、第一選択は右の鼻孔とする。
- 鼻孔を無理なく通過する太さを選択する。
- サイズは鼻尖部から下顎角の長さを参考にする。
- デプスマークで挿入深度を確認する。
- 挿入後、エアウェイと通じて必ず呼吸を確認する。

×やってはダメ

- ➡鼻出血、顔面骨折、頭蓋底骨折の疑いのある傷病者には使用しない。
- ➡抵抗がある場合、無理矢理に挿入しない。

メンテナンス

- ▶ディスポーザブル製品のため再使用しない。
- ▶本品の包装に記載されている「有効期間」までに使用する。

Ⅱ．処置資器材　1．気道管理資器材

6 手動式吸引器

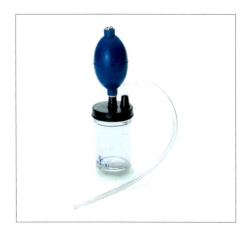

目的：傷病者の口腔内・鼻腔内の嘔吐物および血液などを吸引する。

［使用方法］

1．使用期限を確認する。
2．バルブを握り作動確認を行う。
3．吸引チューブを口腔内の目的の位置まで挿入する。
4．目的の位置でバルブを握り吸引する。

POINT!

- 片手で操作することが可能。
- 小型で軽量であるため、素早く使用することができる。

×やってはダメ

→ 吸引瓶の容量は 50 mL 程度のため大量の液体の吸引には向かない。
→ 手動であるため、継続して吸引が必要な傷病者には向かない。

メンテナンス

▶吸引瓶と吸引チューブを洗浄し、消毒液に浸漬後、水洗いして乾燥させる。

7 足踏式吸引器

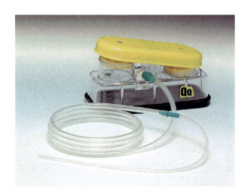

目的：口腔内の嘔吐物ならびに排液などを吸引する。

［使用方法］

1．本体に専用カテーテルを接続する。
2．足踏みし、吸引機能を確認する。
3．口腔内にカテーテルを挿入する。
4．目的の部位のところで足踏みし、吸引する。

POINT!

- 電源が確保できない場合でも吸引が行える。
- 足踏式なので、両手で別の作業が行える。

×やってはダメ

➡ タンクの容量が限られるため、大量の嘔吐物、排液などを吸引する場合には注意する。

メンテナンス

▶ タンクとカテーテルを分解し、洗浄後消毒液に浸し、水洗いして乾燥させる。

8 新生児用吸引カテーテル

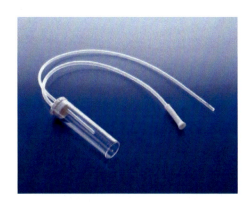

目的：新生児の口腔内・鼻腔内の羊水および痰などを吸引するために使用する。また、採取用器具でもあり、採取物を計量することもできる。

［使用方法］

1. 汚染に注意し、包装から取り出す。
2. カテーテルチューブを口腔、鼻腔から挿入する。
3. マウスピースから術者の口、またはシリンジなどで吸引する。

POINT!

- 挿入時に口腔内、鼻腔内の粘膜を傷つけないよう十分に注意する。
- 開封したらすぐに使用する。

×やってはダメ

➡ 使用期限の過ぎたものは使用しない。
➡ チューブや接続部分は、過度に引っ張るような負荷をかけてはいけない。
➡ チューブを折り曲げるような負荷を加えない。

メンテナンス

▶ ディスポーザブル製品のため再使用しない。
▶ 本品の包装に記載されている「有効期間」までに使用する。

9 電動吸引器

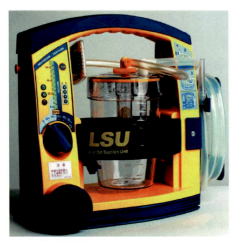

〈レールダルサクションユニット LSU4000〉

目的：傷病者の口腔内および鼻腔内の嘔吐物および血液などを吸引する。

［使用方法］

1. 傷病者の頭部側に吸引器を準備する。
2. 電源を入れ、作動を確認する。
3. 吸引チューブに使用するカテーテルを装着する。
4. 吸引器を作動させた状態で、吸引チューブを閉塞させ目的の部位へ挿入する。
5. 目的の部位で吸引チューブを開放し吸引する。

POINT!

- 吸引圧の設定は5段階あるため、適切な圧を選択する。

×やってはダメ

➡ 自動節電機能が付いているため、2段階(16.0 kPa)以上の圧で2分以上継続して使用すると電源が切れるので注意する。

➡ キャニスター(ボトル)の容量は1,000 mLであるため、それ以上の量は吸引しない。

➡ メンテナンスの際、フロートボールの紛失に注意する。

➡ エアロゾルフィルターは水で濡らしてはいけない。

メンテナンス

▶ 使用後は充電する。
▶ 消毒液に30分浸漬し、その後水洗いして乾燥させる。

Ⅱ．処置資器材　1．気道管理資器材

10 電動吸引器

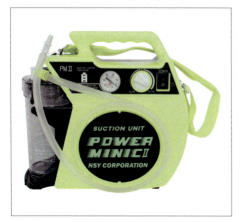

〈パワーミニックⅡ〉

目的：傷病者の口腔内・鼻腔内の嘔吐物や血液などを吸引する。

［使用方法］

1. 傷病者の頭部側に吸引器を準備する。
2. 電源を入れ、作動を確認する。
3. 吸引ホースに使用するカテーテルを装着する。
4. 吸引器を作動させた状態で、吸引ホースを折り曲げて閉塞させ目的の部位へ挿入する。
5. 目的の部位で吸引チューブを開放し吸引する。

POINT!

- 吸引圧はダイヤルで設定し、適切な圧を選択する。

×やってはダメ

→ ボトルの容量は 800 mL であるため、それ以上は吸引しない。

メンテナンス

▶ 使用後は充電する。
▶ 消毒液に 30 分浸漬した後、洗浄し乾燥する。
▶ 消毒は材質により劣化が生じるため適した消毒剤を使用する。

11 電動吸引器

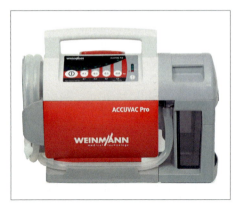

〈アキュバック・プロ〉

目的：傷病者の口腔内・鼻腔内の嘔吐物および血液などを吸引する。

［使用方法］

1. 傷病者の頭部側に吸引器を準備する。
2. 電源を入れ、作動を確認する。
3. 吸引ホースに使用するカテーテルを装着する。
4. 吸引器を作動させた状態で、吸引ホースを折り曲げて閉塞させ目的の部位へ挿入する。
5. 目的の部位で吸引チューブを開放し吸引する。

POINT!

- 吸引圧は4段階あり、状態に応じた適切な圧を選択する。

×やってはダメ

→ ボトルの容量は1,000 mLのため、容量以上は吸引しない。
→ フイルターは水で濡らさない。

メンテナンス

▶ 使用後は充電する。
▶ 消毒液に30分浸漬した後、洗浄し乾燥する。
▶ 消毒は材質により劣化が生じるため適した消毒剤を使用する。

II. 処置資器材　1. 気道管理資器材

12 吸引用カテーテル(テーパー型)

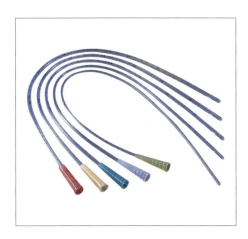

目的：電動吸引器に取り付けて、傷病者の口腔内の血液や嘔吐物などの異物を除去する。

[使用方法]

1. 吸引器の電源を入れ、カテーテル内に水を通す。
2. カテーテル起始部を折り曲げ、吸引圧を止め、先端を口腔内に挿入する。
3. 先端が口腔内に挿入後、折り曲げたカテーテル起始部を開放し吸引する。

POINT!

- 軟らかいゴム製。
- 異物の大きさに応じた口径のカテーテルを使用する。

×やってはダメ

➡ 吸引によって人工呼吸や酸素吸入を長時間中断してはならない。

メンテナンス

▶ ディスポーザブル製品のため、使用後は感染性廃棄物として処理する。

13 吸引用カテーテル(ヤンカー型)

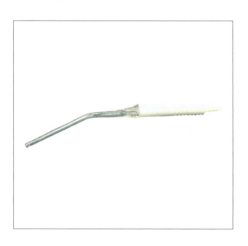

目的：電動式および手動式吸引器に接続して、傷病者の口腔内の嘔吐物、粘液および血液などの吸引に用いる。

POINT!

- 吸引状態で挿入すると口腔粘膜などに吸着するため、目的の部位に到達するまでは吸引状態としない。
- カテーテルが硬性であるため、視覚で認識できる異物の部位まで容易に到達できる。
- 片手で操作可能である。
- 粘液などで詰まった場合は、いったん水を吸引した後、再度吸引操作を行う。
- 1回の吸引時間は15秒以内とする。
- 吸引直前および直後は酸素投与を実施し、肺内の酸素欠乏を防止する。

×やってはダメ

➡ 吸引によって人工呼吸や酸素吸入を長時間中断してはならない。
➡ 素材が硬性であるため、歯牙や口腔粘膜の損傷には十分注意すること。

メンテナンス

▶ ディスポーザブル製品のため再使用しない。
▶ 本品の包装に記載されている「有効期間」までに使用する。

[使用方法]

1. 吸引チューブにカテーテルを接続する。
2. 吸引器の電源を入れ、カテーテルのチップコントロールを「開」にして口腔内に挿入する。
3. 目的の部位でチップコントロールを「閉」にして吸引する。
4. チップコントロールのないものについては、吸引する部位まで、サクションチューブを閉塞させた状態で進める。

14 喉頭鏡

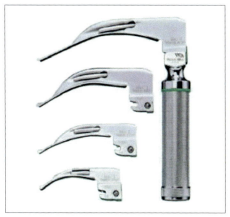

〈WA 喉頭鏡ブレードマッキントッシュ型〉

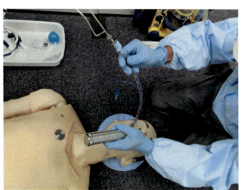

目的：気管挿管時の喉頭展開や上気道異物除去時に使用する。

[使用方法]

1. ハンドルとブレードを接続し、ブレードをセットする。
2. ブレード先端から発光され、ハンドルのぶれがないことを確認する。
3. ハンドルを左手で握り、右手で傷病者の口を開口する。
4. ブレードは傷病者の右口角から挿入し、舌を左へ圧排しながら進める。
5. 喉頭確認、または喉頭展開を行い、異物除去または気管挿管を行う。

POINT!

- 喉頭鏡を使用する前に、傷病者の頭に枕を敷いてスニッフィングポジションをとっておくと良好な視野を得ることができる。
- 傷病者の舌をしっかりと左側に圧排し、良好な視野を得る。
- 視野が狭くなるため、傷病者の顔に近づけ過ぎない。

✕やってはダメ

➡傷病者の歯を折る危険があるため、歯を支点(テコの原理)にしたり、こねたりしてはいけない。

メンテナンス

▶ブレード：洗浄し、残留物を取り除き、ファイバーとブレードを分解し、軟らかいブラシで洗浄後乾燥させる。

▶ハンドル
①ハンドルから電池とランプカートリッジを取り外し、水で洗浄し乾燥

させる。

②ランプカートリッジは、布で湿式清
掃する。

▶ブレードとハンドルをクリーニング
後、ランプの点灯確認を行っておく。

15 マギル鉗子

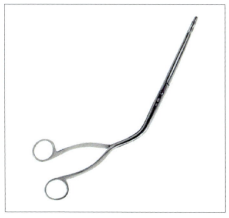

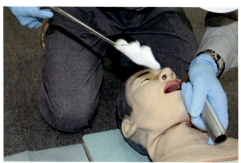

目的：喉頭・咽頭部の異物除去に用いる。

[使用方法]

1. 傷病者の口を開口する。
2. 口腔内の異物を確認する。
3. マギル鉗子は右手で使用し、口腔内の異物を挟み取り出す。
4. 口腔内深部に異物がある場合は、喉頭鏡を用いて喉頭展開し、異物を除去する。

POINT!

● 術者が右手で使用する形状となっている。

● 指穴（リング）に母指と中指（または環指）を入れ、示指（または中指）でハンドル部分を保持しながら使用する。
● 鉗子は閉じたまま挿入し、異物付近で開き、異物を挟み込む。

×やってはダメ

➡ 必ず異物を視認してから使用する。
➡ 盲目的に挿入してはいけない。
➡ 鉗子を開いた状態で挿入すると、口腔内の粘膜損傷を起こす可能性がある。

メンテナンス

▶ 洗浄後、消毒液で清拭し乾燥させる。
▶ 乾燥後、パッケージングし清潔を保ち保管する。

16 ラリンゲアルマスク

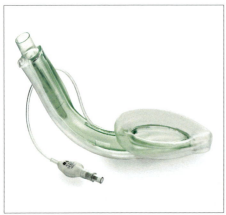

〈Ambu®AuraGain™ラリンゲルマスク〉

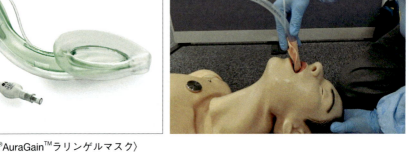

目的：バッグ・バルブ・マスクによる人工呼吸を継続できない場合や、携帯用人工呼吸器を接続し、ほかの処置を行うために使用する。

特徴：空気を注入したカフが喉頭周囲を覆い、換気を行う声門上気道デバイスである。傷病者の体重に応じたサイズがあるので、使用時は適応するサイズを選定する。

サイズ	適応体重の目安
＃1	＜5 kg
＃1$^{1/2}$	5～10 kg
＃2	10～20 kg
＃2$^{1/2}$	20～30 kg
＃3	30～50 kg
＃4	50～70 kg
＃5	70～100 kg
＃6	＞100 kg

[使用方法]

1. 使用期限を確認する。
2. カフ漏れがないことを確認する。
3. カフを脱気し形状を整える。
4. カフの背面に潤滑剤を塗布する。
5. チューブを母指と示指および中指で保持する。
6. もう一方の手で傷病者の頭部を保持する。
7. 傷病者の軟口蓋に押し当てるようにして、正中線に沿って指の届くところまで挿入する。
8. チューブを持ち替えてさらに抵抗を感じるところまで挿入する。
9. シリンジを使用して規定量の空気を注入する。
10. バッグ・バルブ・マスクを接続して換気の確認を行う。

Ⅱ. 処置資器材　1. 気道管理資器材

POINT!

- カフに空気を注入すると、チューブが ゆっくりと数 mm 押し戻される。
- 頸部の聴診でカフ周囲の漏れが確認で きる。

✕やってはダメ

- ➡使用期限の過ぎたものを使用してはな らない。
- ➡挿入時に舌を押し込むと気道閉塞を助 長する可能性がある。
- ➡頸椎損傷疑いの傷病者には使用しな い。
- ➡食道の閉鎖機能は十分でないため、胃 内容物の逆流や、誤嚥には注意を払う。

メンテナンス

- ▶ディスポーザブル製品のため再使用し ない。
- ▶本品の包装に記載されている「有効期 間」までに使用する。

17 ラリンゲアルチューブ

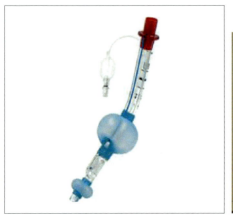

〈ラリンゲルチューブ LT〉

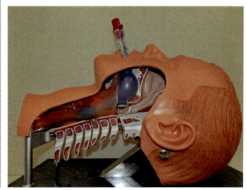

目的：バッグ・バルブ・マスクによる人工呼吸を継続できない場合や、携帯用人工呼吸器を接続し、ほかの処置を行うために使用する。

特徴：食道カフで食道を、咽頭カフで咽頭部を塞ぎ、その中間の換気口から気管へ換気する声門上気道デバイスである（右上図）。食道カフと咽頭カフはつながっているため、1回の注入で両方のカフを膨らませることができる。傷病者の体重に応じたサイズがあるので、使用時は適応するサイズを選定する。

サイズ	適応体重と身長	
0	新生児	5 kg まで
1	幼児	5〜12 kg
2	小児	12〜25 kg
3	小児、成人（小）	155 cm 未満
4	成人（中）	155〜180 cm
5	成人（大）	180 cm 以上

［使用方法］

1．傷病者の頭部を水平位かスニッフィングポジションにする。
2．口腔内に母指を入れ、下顎と舌を持ち上げる。
3．チューブ先端の背側面を軟口蓋に押し当てながら下咽頭まで挿入する。
4．プレッシャーゲージを使用して規定のカフ圧まで空気を注入する。
5．プレッシャーゲージがない場合は、

専用のシリンジで規定量の空気を注入する。

✕やってはダメ

➡食道に疾患のある傷病者には使用しない。

➡苛性・腐食性のものを誤飲した傷病者には使用しない。

メンテナンス

▶流水でカフとチューブを十分に洗浄する。

▶洗浄する際にカフを傷つけないように、固いブラシは使用しない。

▶完全に乾燥した後、パイロットバルーンにエア抜きのキャップを付け、パッケージングしオートクレーブ滅菌を行う。

▶有効期限までに使用し、再利用回数は50回まで。

18 i-gel®

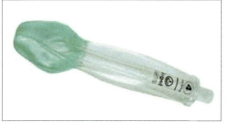

(Intersurgical Ltd.)

目的：バッグ・バルブ・マスクによる人工呼吸を継続できない場合や、携帯用人工呼吸器を接続し、ほかの処置を行うために使用する。

特徴：喉頭周囲を覆う非膨張性マスク（材質：水添熱可塑性エラストマー）、換気チューブ、ドレーンチューブ、バイトブロックから構成されており、マスク部は解剖構造に基づいた形状をしているため、カフを空気で膨らませる必要がない声門上気道デバイスである。なお、傷病者の体重に応じたサイズがあるので、使用時は適応するサイズを選定する。

サイズ	適応体重の目安	
1	新生児	2〜5 kg
1.5	新生児・小児	5〜12 kg
2	小児	10〜25 kg
2.5	小児・成人（小）	25〜35 kg
3	成人（小）	30〜60 kg
4	成人（中）	50〜90 kg
5	成人（大）	90 kg 以上

［使用方法］

1. カフの背面、両側面および前部に潤滑剤を塗布する。
2. 傷病者の体位をスニッフィング位または後屈位にし開口する。
3. バイトブロックの部分を把持し、硬口蓋に沿って抵抗を感じるまで挿入する。
4. 挿入後はバッグ・バルブ・マスクに接続し、送気音および胸部の挙上を

Ⅱ．処置資器材　1．気道管理資器材

確認する。

5．テープで正中位に固定する（上顎から上顎への固定）。

POINT!

● 気管内チューブに比べ胃内容物の逆流に弱いため、胃膨満や溺水などの場合は注意して使用する。

● 人工呼吸器を接続して使用する場合は、呼吸回路の重みが直接加わるとチューブのずれが生じるため蛇管を使用する。

メンテナンス

▶ ディスポーザブル製品のため、使用後は所定の方法で破棄する。

19 気管内チューブ

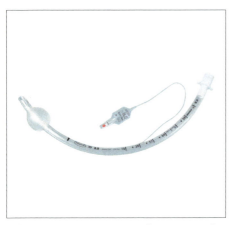

〈ソフトシール気管内チューブ・クリア PVC〉

目的：バッグ・バルブ・マスクによる人工呼吸を継続できない場合や、携帯用人工呼吸器を接続し、ほかの処置を行うために使用する。

特徴：気管挿管は人工呼吸や気管内吸引を目的とした気道確保法として有効な手段である。特にCPR中は気管挿管による人工呼吸により胸骨圧迫を中断することなく継続して行える。

［使用方法］

1. 使用期限を確認する。
2. 気管挿管に必要な器具を確認する。
3. 滅菌パックを開封する（滅菌パックの外には出さない）。
4. 滅菌パックに入れたまま、カフに空気を 10〜15 mL 注入し、カフやパイロットバルーンの漏れを確認する。
5. 空気を完全に抜く。
6. 滅菌パックに入れたまま、スタイレットをチューブ内に挿入する。
7. 喉頭展開し、コーマックグレード1であれば介助者からチューブを受け取り挿入する。
8. 先端が声門を通過したらスタイレットを抜く。
9. カフの近位端が声門を 1〜2 cm 通過するまで進める（声門マーカーを目安にする）。
10. パイロットバルーンからシリンジを用いて空気を 5〜10 mL 注入する。
11. チューブに印字されているマークから挿入の深さを確認する。

POINT!

- 確実な気道確保が行える。
- 準備および挿入時は清潔操作で行う。
- 空気を注入するときはパイロットバルーンの一方弁が開放するよう、確実にシリンジを結合する。
- 気管挿管完了後、チューブを介して気管内吸引が可能になる。
- 気管内吸引する際はカテーテルのサイズがチューブ内径の 50% 程度とする。

×やってはダメ

➡ 有効期限の過ぎたものを使用してはならない。

➡食道に挿入した場合は直ちに抜管する。

メンテナンス

▶ディスポーザブル製品のため再使用は
　しない。
▶本品の包装に記載されている「有効期
　間」までに使用する。

20 スタイレット

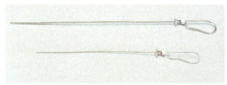
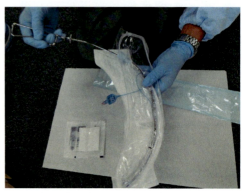

目的：気管挿管チューブの形状を安定させて、挿管を容易にする。

[使用方法]

1. 滅菌パックに入った状態で形状を整える。
2. 滅菌パックから出し、全体に薄くゼリーを塗布する。
3. 気管挿管チューブにスタイレットを挿入する。
4. 気管挿管の手技でチューブの先端が声門を通過した時点で、スタイレットを抜去する。

POINT!

- スタイレット自体にゼリーを塗ることで、滑りがよくなりチューブから抜去しやすくなる。

×やってはダメ

➡ チューブの先端からスタイレットが出ていると、喉頭や気管を損傷する。

メンテナンス

▶ 消毒用エタノールで清拭し、オートクレーブ滅菌を実施する。

Ⅱ．処置資器材　１．気道管理資器材

21 呼気終末期炭酸ガス検知器

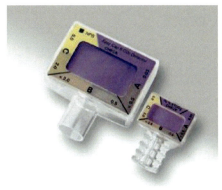
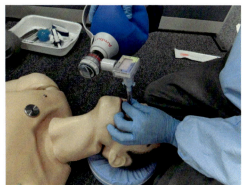

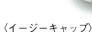
〈イージーキャップ〉

目的：気管挿管の位置確認や呼気終末二酸化炭素濃度の測定に用いる。

[使用方法]

1. 使用期限を確認する。
2. 包装から取り出し、色調ラベルが「紫色」であることを確認する。
3. 気管挿管チューブとバッグ・バルブ・マスクの間にしっかりと接続する。
4. 適度な換気を6回実施する。
5. 色調ラベルを確認する。
6. 二酸化炭素を検出すると、色調ラベルが「黄色」に変色する。

POINT!

● 換気回数が6回に満たない状態で判定した場合、不正確な判定結果が生じる可能性がある。

×やってはダメ

➡ 開封後2時間が経過したものは使用してはいけない。
➡ 測定後、接続したまま換気を継続しない。

メンテナンス

▶ ディスポーザブル製品のため再使用はしない。
▶ 本品の包装に記載されている「有効期間」までに使用する。

22 呼気ガスディテクタ

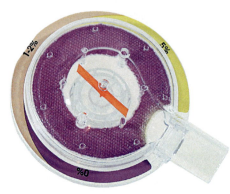

〈フロキャップ〉

目的：呼気終末二酸化炭素（CO_2）濃度の測定による気管挿管の位置確認などに用いる。

[使用方法]

1. 包装から取り出し、本体内部の CO_2 インディケータラベルの紫色が、リング状のマルチカラーインディケータの紫色と同色か確認する。
2. 気管挿管チューブとバッグ・バルブ・マスクの間にしっかりと接続する。
3. 6回以上、換気を実施する。
4. CO_2 インディケータラベルを確認する。
5. CO_2 を検出すると、CO_2 インディケータラベルが「黄色」に変色する。

POINT!

- CO_2 の濃度が色によって判定できる。

紫	0 ％
ベージュ	1～2 ％
黄	5 ％

- 24時間の継続使用が可能である（24時間を超えないこと）。
- 傷病者の呼気に合わせてプロペラが回転するため、補助呼吸（換気）に有効である。

×やってはダメ

→ 有効期限の過ぎたものを使用しない。
→ 高温・低温での保管をしない。
→ 黄色から色の変わらない場合は使用不可。
→ ジャクソンリース回路との接続は、気道閉塞の可能性があるため十分に注意する。

メンテナンス

▶ ディスポーザブル製品のため再使用はしない。
▶ 本品の包装に記載されている「有効期限」までに使用する。

Ⅱ．処置資器材　1．気道管理資器材

23 カプノメータ（呼気 CO_2 モニター）

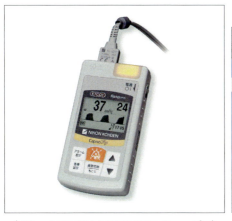

〈ポケットCO_2モニタ WEC-7301 Capnoプチ〉

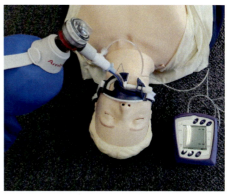

目的：傷病者の呼気中の二酸化炭素分圧を連続的に測定する。心肺蘇生時の気道確保や胸骨圧迫を評価する。

特徴：センサー配置位置によってメインストリーム方式とサイドストリーム方式がある。
　　　メインストリーム方式は、エアウェイアダプタのチャンバー部分に流れる呼気ガスを直接センサーで測定する。
　　　サイドストリーム方式は、接続回路から呼気ガスの一部をサンプリングチューブにより吸引し、カプノメータ本体で測定する。

[使用方法]

1．電源を入れる。
2．電源を入れると、ほとんどの機種で大気との較正が自動的に行われる。
3．エアウェイアダプタを気管内チューブに接続する。
4．呼気終末二酸化炭素分圧（$ETCO_2$）やカプノグラムが表示される。

POINT!

● 救急現場では以下の評価に使用する。
　・気管内チューブの位置確認
　・胸骨圧迫の質の評価
　・心拍再開の検知
　・換気量の評価

注意事項

➡ メインストリーム方式では、エアウェイアダプタ内面の曇りや汚れ、サイドストリーム方式では、アダプタと本体をつなぐチューブの屈曲や内腔の水滴により測定が不正確となる。

メンテナンス

▶使用後は消毒剤による拭き取り消毒を
行う。

▶指定された期間で保守点検を行う。

▶取扱説明書に従い日常点検を行う。

Ⅱ．処置資器材　1．気道管理資器材

24 カプノメータ（呼気 CO_2 モニター）

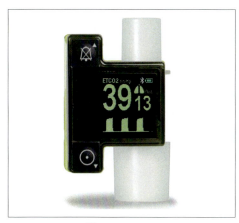

〈EMMA™救急用カプノメータ〉

目的：傷病者の呼気中の二酸化炭素分圧を連続的に測定する。心肺蘇生時の気道確保や胸骨圧迫を評価する。

［使用方法］

1. エアウェイアダプタをチューブとバッグ・バルブ・マスクの間にしっかりと接続する。
2. 電源ボタンを押し電源を入れる。電源を入れた後、15秒で測定値が表示される。
3. $ETCO_2$値とカプノグラフ波形を確認する。

POINT!

- $ETCO_2$の正常値のほか、その波形の意味についても理解しておく。
  - 例1：気管内チューブが食道にある場合；測定開始時には CO_2 が多少測定されるが、すぐに消失する。
  - 例2：気管内チューブが外れている場合；波形がない、傾斜する。
  - 例3：過換気；波形は徐々に小さくなる。

×やってはダメ

→ エアウェイアダプタは単回使用であるため再使用しない。
→ エアウェイアダプタは、成人/小児用と新生児用の2種類があるため、使用する際は注意が必要である。

メンテナンス

▶ 機器の表面は、水や消毒液で湿らせた軟らかい布で清拭する。
▶ 単4アルカリ乾電池2本で約5時間動作可能となる。ただし、使用する乾電池の状態・動作・環境・設定により駆動時間は変動する。
▶ $ETCO_2$の測定精度を維持するために、日常点検を行うこと。

25 チューブホルダー

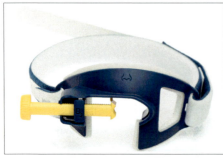
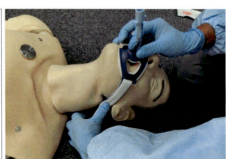

〈トーマスセレクトチューブホルダー 成人用〉

目的：気管内チューブや声門上気道デバイスを保持する。

[使用方法]

1. マウスピースの開口部を傷病者の尾側に向けた状態で使用する。
2. マウスピースのVエッジ部にチューブをスライドさせる。
3. スライドスティックを首の後ろに回し、ベルクロテープで固定する。
4. スクリューを回しクランプでチューブを固定する。

POINT!

- ベルクロテープは首の後ろに最短距離で回して固定することにより、体位による緩みが最小限となる。
- クランプを締めた後にチューブを固定すると、ベルクロテープを締めた際にチューブがずれることがあるため、チューブ固定クランプは最後に締める。
- トーマスセレクトチューブホルダーのスクリューは押し込むだけでスクリューが進むが、クランプ固定にはスクリューを回す必要がある。
- トーマスセレクトチューブホルダーは開口部が広いため、外径が大きいチューブ（42 mm まで）でも使用可能である。

メンテナンス

▶ディスポーザブル製品のため再使用はしない。
▶本品の包装に記載されている「有効期限」までに使用する。

Ⅱ．処置資器材　1．気道管理資器材

26 チューブガイド付き硬性挿管用喉頭鏡

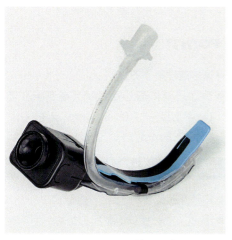

〈エアトラック　レギュラー〉

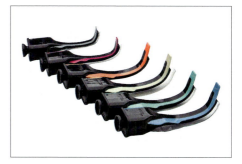

〈エアトラック　各種サイズ〉

目的：気管挿管をより容易に、かつ確実に実施。気管挿管困難事例に対応する。

特徴：チューブガイド付き硬性挿管用喉頭鏡は、手技が容易である、習熟度が早い、安全性・確実性が向上する、頭部後屈の必要がないため頸髄損傷の疑いのある傷病者にも使用できるなどの利点がある。チューブガイド付き硬性挿管用喉頭鏡使用による気管挿管の適応を以下に示す。
　①異物による窒息の心肺機能停止事例
　②その他、指導医が必要と判断したもの
　③状況から頸髄損傷が強く疑われる事例
　④頭部後屈困難例
　⑤喉頭鏡挿入後喉頭展開困難例

[使用方法]

1. 使用する気管内チューブに合わせて適切なサイズを選択する。
2. 電池カバー下にあるスイッチを入れ、点灯を確認する。
3. 気管内チューブのカフを完全に脱気する。
4. カフを膨らませない状態で気管内チューブに潤滑剤を塗布する。
5. チューブガイドから気管内チューブを挿入し、気管内チューブ先端がチューブガイドの先端に達するようにセットする。
6. 本品の先端に潤滑剤を塗布する。

47

7. 中咽頭に舌を押し込まないよう注意
しながら、口の正中線に沿って挿入
する。

8. 正中線を保ちながら、中咽頭まで挿
入、前傾状態からゆっくりと舌根部
に沿って垂直位になるようにしなが
ら咽頭内を進め、喉頭内を確認する。

9. 喉頭蓋を確認し、喉頭蓋谷に向かっ
てさらに進め、喉頭蓋が視野画面の
中央に見えるように調整し、先端を
喉頭蓋谷にあてがい(もしくは、先端
を喉頭蓋下に持っていき)、垂直位を
保ちながら、ゆっくりと持ち上げ、
視野画面の中央に声帯が見えるよう
にする。

10. 声帯が視野画面の中央に見えるよう
に微調整し、その状態を保持し、気
管内チューブをチューブガイドから
徐々に押し進め、先端が声帯を通過
し、さらにカフが通過するのを確認
する。

11. 気管内チューブの深さを確認し、保
持した状態でカフを膨らませ、エア
リークがないことを確認する。

12. 気管内チューブを固定保持した状態
でガイドから横方向に外す。

POINT!

- 適応を理解する。
- チューブに適したサイズを選択する
(レギュラー：7.0〜8.5 mm、スモール：
6.0〜7.5 mm)。

メンテナンス

▶電池を確認する(ライト点灯)。
▶ディスポーザブル製品のため、使用後
は所定の方法で破棄する。
▶電池を取り付けたまま廃棄しない。
▶水濡れに注意し、高温、多湿な場所お
よび直射日光を避けて、清潔な状態で
保管する。

Ⅱ．処置資器材　１．気道管理資器材

27 ビデオ硬性喉頭鏡

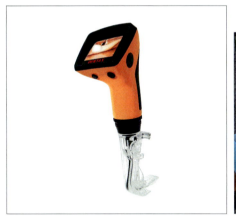

〈エアウェイスコープ AWS-S200〉

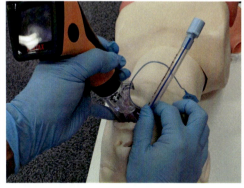

目的：気管挿管をより容易に、かつ確実に実施。気管挿管困難事例に対応する。

特徴：ビデオ硬性喉頭鏡は、手技が容易である、習熟度が早い、安全性・確実性が向上する、頭部後屈の必要がないため頸髄損傷の疑いのある傷病者にも使用できるなどの利点がある。ビデオ硬性喉頭鏡使用による気管挿管の適応と考えられるケースを以下に示す。
　①異物による窒息の心肺機能停止事例
　②その他、指導医が必要と判断したもの
　③状況から頸髄損傷が強く疑われる事例
　④頭部後屈困難例
　⑤喉頭鏡挿入後喉頭展開困難例

[使用方法]

1. 本体の電源を入れ、モニター画面とターゲットマークの表示とバッテリ警告表示が出ていないことを確認する。
2. スコープ先端の照明の点灯を確認する。
3. イントロックを取り付ける。
4. 気管内チューブに潤滑ゼリーを塗布する。
5. 気管内チューブを気管内チューブガイド溝に沿って滑らせるように差し込む。
6. チューブガイド溝内で気管内チューブを動かし、チューブがスムーズに動くことを確認する。
7. 先端を適切な位置にセットし、気管内チューブをフックに固定する。

8．電源を入れ、モニター画面と照明部を確認し本体中央部を保持する（イントロックを握らない）。

9．傷病者の口をできるだけ大きく開口し、イントロックの喉頭展開板を直接目視し、口腔正中からイントロックの彎曲に沿って挿入する。

10．挿入状態を確認しながら、本体が正中に位置するよう調整する。

11．イントロックを喉頭蓋の下側へ滑り込ませ、ゆっくりと喉頭蓋を持ち上げる。

12．モニター画面のターゲットマークが声門に位置するようにイントロックの角度・深さを調節する。

13．ターゲットマークに声門を合わせたまま、気管内チューブ先端を気管に挿入する。

14．チューブガイドから気管内チューブを外し、右口角で気管内チューブを

確実に保持し、イントロックを口腔外へ抜去する。

POINT!

● 適応を理解する。
● イントロックは気管内チューブに対応するサイズとする。
● イントロックを握らない。

メンテナンス

▶ 電池（モニター画面の表示、スコープ先端照明の点灯）を確認する。
▶ 本体は消毒液で清拭し乾燥させる。
▶ イントロックはディスポーザブル製品のため、使用後は所定の方法で破棄する。
▶ 水濡れに注意し、高温、多湿な場所および直射日光を避けて、清潔な状態で保管する。

Ⅱ．処置資器材　1．気道管理資器材

28 ビデオ硬性挿管用喉頭鏡

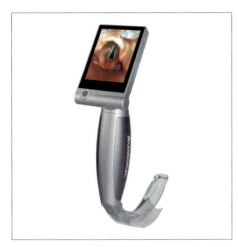

〈AceScope〉

目的：気管挿管を支援し、より容易に、かつ確実に実施することができる。

特徴
・静止画、動画の撮影・保存が可能で、モニター上で閲覧が可能である。
・直視下での使用も可能である。
・体重および気管内チューブのサイズに応じてブレード（ACEブレード）を選択する。
・チューブガイド付きのブレードとガイドなしのブレードがある。

[使用方法]

〈チューブガイド付きACEブレードを用いた気管挿管の手順〉

1. 適正なサイズのACEブレードを選択する。本体のブレードガイドの形に沿ってACEブレードを装着する。本体のグリップにACEブレードを固定する。
2. 電源ボタンを押し電源を入れる。撮影されたライブ映像がモニターに表示されていることを確認する。
3. 気管内チューブを準備し、チューブガイドに沿って気管内チューブを差し込む。
4. 可能であれば傷病者にスニッフィングポジションを取らせる。
5. 傷病者を開口させ口腔内を確認し、右口角からACEブレードを挿入し、舌を左側へ圧排しながら機器を中央に移動する。
6. ACEブレードの先端を喉頭蓋谷に進める。
7. モニターで喉頭蓋を確認し、Ace-Scopeを前上方に挙上させ、声門を直視あるいはモニターで間接的に確認する。機器が正しい位置であれば、喉頭蓋がモニターの中央上方に見える。
8. 声帯を傷つけないように気管内チューブを挿入する。この際、直視下でもモニターを見ながらでも、また、両者併用でも行うことができる。
9. カフが声門を通過したら、チューブの位置（深さ）をモニターで確認する。
10. チューブを保持しながら、ブレード

を抜去する。

〈ライブ映像の撮影方法〉

1. モニターを 1 本の指でタッチすると、ライブ映像が静止画で記録される。
2. モニターを 2 本の指でタッチすると、ライブ映像の動画の記録が開始される。モニターを再度 2 本の指でタッチすると動画の記録が停止する。
3. 記録した静止画と動画は、情報表示画面で確認できる。

注意事項

➡ 直視下で使用する場合はスニッフィングポジションをとる必要がある。
➡ 充電中は使用できない。

メンテナンス

▶ 充電状態を示す LED ライトの点灯を確認する。
▶ ACE ブレードはディスポーザブルである。
▶ 本体は付属の USB Type-C ケーブルもしくは充電ステーションを用いて充電する。
▶ 手が濡れている場合は、拭いてから触れる。
▶ 直射日光や極端な温度および湿度を避けて保管する。

保管方法

温度：－10〜45℃
相対湿度：10〜95%

ACE ブレードのサイズ

品名	気管チューブ（内径）適用サイズ	対象
MAC1	2.0〜3.5 mm	5 kg 前後
MAC2	4.0〜6.0 mm	成人
MAC3	6.0〜7.5 mm	
MAC4	7.5〜8.5 mm	
MAC3 チューブガイド付き	6.0〜7.5 mm	
MAC4 チューブガイド付き	7.5〜8.5 mm	
E3	6.0〜7.0 mm	挿管困難・特殊症例

II．処置資器材　1．気道管理資器材

29 潤滑剤

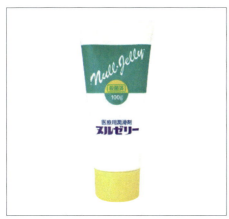

〈ヌルゼリー〉　　　〈K-Y®ルブリケーティングゼリー〉

目的：経鼻エアウェイや気管内チューブなどを挿入する際に滑りをよくし、粘膜を傷つけないために使用する。

POINT!

● 資器材のどの部分に塗布するか考え、適量を使用する。

×やってはダメ

→ 開封直後のゼリーは使用しない。
→ 必ず滅菌ガーゼなどの清潔なものに塗布した後、目的の場所に塗布する（チューブから直接塗布しない）。
→ 使用期限の過ぎたものを使用しない。

[使用方法]

1．使用期限を確認する。
2．滅菌ガーゼを開封する。
3．ガーゼにゼリーを少量塗布する。
4．2回目に必要量をガーゼに塗布する。
5．目的の部分に塗布する。
6．室温保存とし、使用期限は3年である。

2 呼吸管理資器材

1 酸素ボンベ

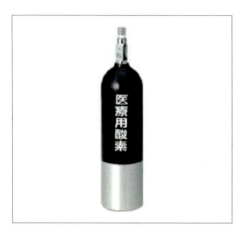

目的：酸素投与および人工呼吸に使用する。

[使用方法]

1. 調整器の取り付け：調整器のパッキンが正常であることを確認してから、ハンドホイルを回してボンベに調整器が垂直になるよう確実に取り付ける。
2. ボンベのバルブをゆっくりと開け、圧力計でボンベの残圧を確認する。
3. 流量調節つまみで流量を設定する。
4. 使用後は、酸素ボンベのバルブを閉じ、流量調節つまみを開放して、圧力計が0を示すまで酸素を放出させる。

POINT!

● 酸素使用時間を知っておく。
　使用時間＝ボンベの内容積(L)×現在の圧力計の値[MPa]×10×0.8(安全係数)
　例) ボンベ容量2L×圧力計10MPa×10×0.8＝160L
　160L÷酸素投与6L/分＝26.7分

×やってはダメ

➡ ボンベのバルブを急激に開栓してはいけない。
➡ 酸素ボンベは、酸素を使い切って保管してはいけない(5MPa程度残しておく)。
➡ 作動時は火気厳禁。

メンテナンス

▶ 充填容器と空容器、ガス種は区分して保管する。
▶ 置き場の周囲2m以内は火気厳禁とする。
▶ 容器は常時40℃以下に保つ。
▶ 転倒防止の措置を講ずる。
▶ 重量があるので、取り扱いのときは落下・転倒事故に注意する！
▶ ボンベは、3年もしくは5年ごとに再検査を受け、酸素容器台帳を整理しておく。

2 救急用酸素圧力調整器

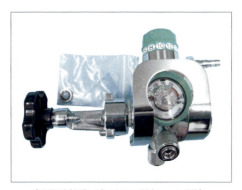

〈流量計付減圧弁 FLW2 型（ヨーク型）〉

目的：高圧ボンベに充填された医療用酸素ガスを、設定された圧力に減圧する。

[使用方法]

1. ボンベへの取り付け：パッキンが正常であることを確認してから、ボンベに調整器が垂直になるようヨークハンドルを回して確実に取り付ける。
2. ボンベのバルブをゆっくりと開け、圧力計でボンベの残圧を確認する。
3. 流量調節ダイヤルで流量を設定する。
4. 使用後は、酸素ボンベのバルブを閉じ、流量調節ダイヤルを開放して、圧力計が0を示すまで酸素を放出させる。

POINT!

- 換気量などの項目を傷病者に応じて適切に設定する。
- ボンベへの取り付けの際、ボンベの傾きに関係なく、調整器が垂直になるように取り付ける。

×やってはダメ

→ 19.6MPa 以上で充填されたボンベは使用しない。
→ 急激にボンベのバルブを開栓しない。
→ 圧力計破損事故を防ぐため、圧力計の正面には立たない。
→ 作動時は火気厳禁。

メンテナンス

▶日常点検
　①外観の点検
　②漏れの確認
▶定期的に保守点検を行う。
▶消耗部品の交換：Oリング・パッキン・フィルターなどに劣化や変形がみられる場合は、速やかに純正部品と交換する。

3 加湿流量計付き酸素吸入装置

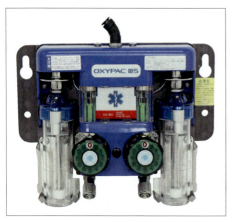

〈オキシパック OX-ⅢS〉

目的：救急車内での傷病者への酸素投与や酸素を接続した人工呼吸および補助換気を行うために使用する。

[使用方法]

1. 酸素ボンベのバルブを開放する。
2. 酸素ボンベの残圧を確認する。
3. 流量調節つまみで流量を設定する。
4. 使用後は、酸素ボンベのバルブを閉じ、流量調節つまみを開放して、圧力計が0を示すまで酸素を放出する。

POINT!

- 酸素ガスが流れているか確認する（ガス排出音・ボンベ圧力計・インジケーター）。
- 加湿器には過調整圧力逃し弁が装備されており、チューブがキンク状態になった際には安全弁作動音が鳴るため、異音発生時には確認する。

×やってはダメ

→ 加湿器瓶内に、水準線以上の水を入れてはいけない。
→ 酸素を接続している際は火気厳禁。

メンテナンス

▶ 使用しないときは、流量調節つまみを0に合わせておく。
▶ 加湿器瓶内は常に水準線まで充水しておき、水は使用後その都度交換する。

Ⅱ．処置資器材　2．呼吸管理資器材

4 鼻腔カニューラ

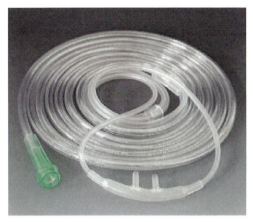

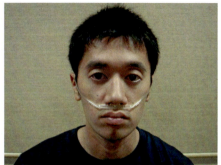

目的：呼吸困難などの傷病者に対して、低流量の酸素吸入を行う。

[使用方法]

1. 酸素ホースを流量計に接続する。
2. バルブを開き酸素流量を設定する。
3. 異臭などを確認する。
4. 傷病者の鼻孔に鼻腔カニューラを挿入する。
5. 鼻孔に挿入後、酸素チューブを両耳にかけて下顎部で調整する。
6. 頬のところにテープで固定する。

POINT!

● 鼻腔カニューラでの酸素投与量は1〜6L/分であるため、それ以上投与する場合は別の方法を用いる。
● 鼻腔に挿入するため、傷病者に不快感を与えないように十分な説明を行う。

×やってはダメ

→ 鼻づまりの傷病者には使用できない。
→ 高度の呼吸困難傷病者には適さない。

メンテナンス

▶ ディスポーザブル製品のため再使用は行わない。
▶ 本品の包装に記載されている「有効期間」までに使用する。

5 ベンチュリマスク

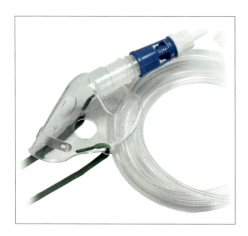

目的：低濃度から中濃度までの酸素を傷病者に供給する。

［使用方法］

1. 酸素濃度調節器またはアダプタで酸素濃度を設定する。
2. マスクを傷病者の鼻と口を覆うように当てる。
3. ヘッドバンドを傷病者の頭に回し、適切な長さに調節する。
4. マスクの両側の孔が傷病者の頬と密着しないように注意して、傷病者の顔に当てる。
5. 酸素供給源に酸素チューブを接続する。

POINT!

- 慢性閉塞性肺疾患（COPD）の傷病者に対して、供給酸素濃度を調節して使用する。
- ヘッドバンドを耳の下から首に回すとマスクを顔に合わせやすく、傷病者の不快感を軽減できる。

×やってはダメ

→ 気泡型加湿器と併用してはいけない。
→ 傷病者の顔に取り付けたマスクに過剰な圧力を加えてはいけない。
→ 作動時は火気厳禁。

メンテナンス

▶ 水漏れ、高温多湿および直射日光を避けて保管する。
▶ 包装に記載されている有効期間までに使用する。

Ⅱ．処置資器材　2．呼吸管理資器材

6 中濃度用酸素マスク

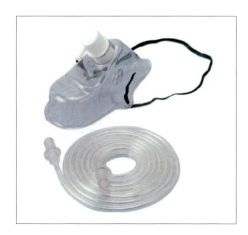

目的：中濃度の酸素を傷病者に供給する。

［使用方法］

1. マスクを傷病者の鼻と口を覆うように当てる。
2. ヘッドバンドを傷病者の頭に回し、適切な長さに調節する。
3. マスクの両側の孔が傷病者の頬と密着しないように注意して、傷病者の顔に当てる。
4. 加湿器など、酸素供給源に酸素チューブを接続する。

POINT!

- ヘッドバンドを耳の下から首に回すとマスクを顔に合わせやすく、傷病者の不快感を軽減できる。
- 酸素供給チューブが途中でねじれていないことを確認する。

×やってはダメ

➡ CO_2の再呼吸が過剰となるため、低流量の酸素で使用してはいけない。
➡ 傷病者の顔に取り付けたマスクに過剰な圧力を加えてはいけない。
➡ 作動時は火気厳禁。

メンテナンス

▶ 水漏れ、高温多湿および直射日光を避けて保管する。
▶ 包装に記載されている有効期間までに使用する。

7 高濃度用酸素マスク

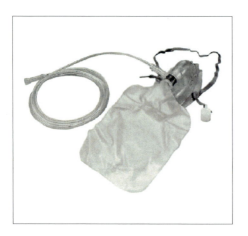

目的：中濃度から高濃度までの酸素を傷病者に供給する。

［使用方法］

1. マスクを傷病者の鼻と口を覆うように当てる。
2. ヘッドバンドを傷病者の頭に回し、適切な長さに調節する。
3. マスクの両側の孔が傷病者の頬と密着しないように注意して、傷病者の顔に当てる。
4. 加湿器など、酸素供給源に酸素チューブを接続する。

POINT!

- ヘッドバンドを耳の下から首に回すとマスクを顔に合わせやすく、傷病者の不快感を軽減できる。
- 使用前にリザーババッグに酸素を流入し、膨らませてから使用する。
- リザーババッグが折れたり、ねじれたりしないように注意する。

×やってはダメ

→ CO_2の再呼吸が過剰となるため、低流量の酸素で使用してはいけない。
→ 傷病者の顔に取り付けたマスクに過剰な圧力を加えてはいけない。
→ 作動時は火気厳禁。

メンテナンス

▶ 水漏れ、高温多湿および直射日光を避けて保管する。
▶ 包装に記載されている有効期間までに使用する。

Ⅱ．処置資器材　2．呼吸管理資器材

8 ポケットマスク

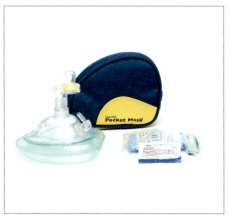
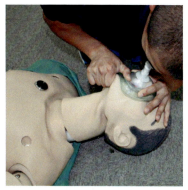

目的：傷病者の鼻、口を覆って人工呼吸を行うために使用する。

[使用方法]

1. 折り畳まれているマスクドームを外側に押し出す。
2. 一方向弁をマスクに接続する。接続する際は、「nose」がある側の反対に吹き込み口が向くように接続する。
3. 方向を確認し、傷病者の鼻と口をマスクで覆い密着させる。
4. 吹き込み口から息を吹き込む。

POINT!
● 気道確保を保持した状態でマスクを密着させる。

● 乳児に使用する場合は「nose」がある側が顎の下になるように、成人とは逆に向けて使用する。

×やってはダメ
➡ 適切な訓練を受けた人以外は使用しない。

メンテナンス
▶ 一方向弁およびフィルターは再使用禁止。
▶ マスクは温かい石鹸水でこすり洗いし、きれいな水で洗い流す。
▶ 家庭用漂白剤1：64の割合の水溶液に10分間浸し、きれいな水で洗い流した後、乾燥させる。

9 バッグ・バルブ・マスク

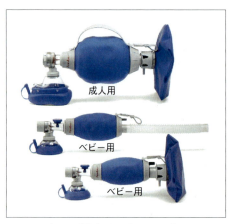

〈アンブ蘇生バッグマークⅣ〉

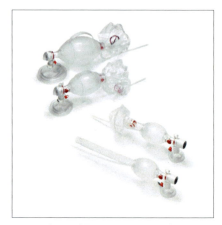

〈アンブ蘇生バッグ SPUR 2〉

目的：手動式携帯用蘇生器。人工呼吸に使用する。
無呼吸または不十分な呼吸を呈する傷病者の補助換気に用いる。

[使用方法]

1. 傷病者の気道を用手で確保する。
2. バルブ部分を持ち、マスクを軽く口と鼻の周辺に押しつけ、顔に密着させる。
3. マスクを母指と示指で押さえ、手でバッグを圧迫する。
4. バッグを圧迫し、傷病者の胸部の挙上を観察する。
5. 圧迫を解除した後、蘇生用バルブから呼気が流れる音と胸部が収縮することを確認する。

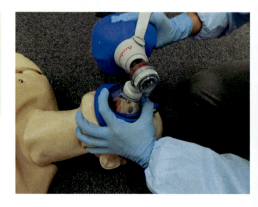

POINT!

- 用手による気道確保を確実に行う。
- 均一に力が加わるように、マスクを顔に密着させる。
- 傷病者の鼻で隙間をつくらないように、マスクを顔に密着させる。

Ⅱ．処置器材　2．呼吸管理資器材

×やってはダメ

➡マスクを密着させる際、傷病者の目に
当ててはいけない。
➡酸素を接続している際は火気厳禁。
➡メンテナンスの際、ガス滅菌をしては
いけない。

メンテナンス

▶呼気に触れたパーツは傷病者ごとに洗
浄・消毒する。
▶呼気に触れていないパーツは、定期的
に汚れを除去する。
▶洗浄・消毒する前には、各パーツを分
解する。

・その他
　酸素リザーバパッグによって酸素濃度
を調節し、効果的な酸素付与が行える。

10 救急蘇生用人工呼吸器

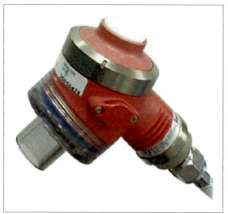

〈マニテーター〉

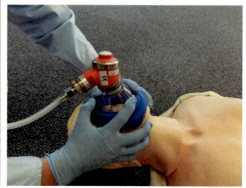

目的：呼吸機能の低下に伴い自発呼吸のできない傷病者に対して、人工的に酸素ガスを傷病者の気道内に投与。自発呼吸を喚起して呼吸機能の改善を図るために使用する。

［使用方法］

1．準備
　①酸素ガスが供給されていることを確認する。
　②バルブ上部のトリガボタンを押し、酸素が供給されることを確認する。
　③傷病者側接続部を手で塞ぎ、トリガボタンを押して酸素供給が止まることを確認する。
　④フェイスマスクを取り付け、傷病者側接続部より吸えることを確認する。
2．傷病者の気道を確保する。
3．フェイスマスクを傷病者にフィットさせる。
4．トリガボタンを押し、傷病者の胸郭が挙上することを確認しながら、ガスを送り込む。
5．トリガボタンを離すとガスの送気は停止し、傷病者の呼気がバルブから排出される。

POINT!
- 用手による気道確保を確実に行う。
- 均一に力が加わるように、マスクを顔に密着させる。
- 傷病者の鼻で隙間をつくらないように、マスクを顔に密着させる。

II. 処置資器材　2. 呼吸管理資器材

❌やってはダメ

➡新生児に使用してはいけない。

➡マスクを密着させる際、傷病者の目に当ててはいけない。

➡酸素を接続している際は火気厳禁。

メンテナンス

▶使用後は、必ず清拭および消毒をすること。

▶アウトレットアダプタおよび呼気弁を取り外す。

▶アウトレットアダプタおよび呼気弁は流水で洗浄する。

▶洗浄後、水で十分にすすぐ。

▶消毒液を染み込ませた布などで本体および先端のアウトレットを清拭する。

▶アウトレットアダプタおよび呼気弁は消毒液に浸漬後に、流水ですすぎ、乾燥させる。

▶組み立て後、機能テストを実施する。

11 自動式人工呼吸器

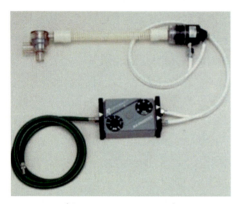

〈オートベント 2000AHA〉

目的：無呼吸または不十分な呼吸を呈する傷病者の換気または補助換気に用いる。

[使用方法]

1. コントロールモジュールの以下の項目を設定する。
   ①1回換気量（400〜1,200 mL）
   ②呼吸回数（16〜48 L/分）
2. 酸素ガスが供給されていることを確認する。
3. マスク接続部をフェイスマスク、ラリンゲアルチューブなどエアウェイデバイスまたは気管挿管チューブに接続する。
4. 傷病者の胸郭が挙上することを確認する。

※デマンド機能をもち、自発呼吸に対応している。

5. 使用後は、酸素ボンベのバルブを閉じ、圧力計が「0」を示すまで酸素を放出する。

POINT!

- 1回換気量を過剰に設定しない。
- 気道内圧が 4.5±0.5 kPa で警報アラームが作動し、過剰な送気はリークする機能になっていることを知っておく。
- 警報アラーム作動時は、チューブや傷病者ホースのねじれがないか確認し、必要なら1回換気量を調整する。

×やってはダメ

→ 体重 40 kg 以下の傷病者には使用してはいけない。
→ 酸素を接続している際は火気厳禁。

メンテナンス

▶ マスク接続部のプラスチック部分を傷病者バルブから外し、呼気弁とともに洗浄し、乾燥させる。
▶ 水洗いできない本体は、消毒液を染み込ませた布で清拭する。
▶ 洗浄および清拭後は、機能テストを実施する。

II．処置資器材　2．呼吸管理資器材

12 自動式人工呼吸器

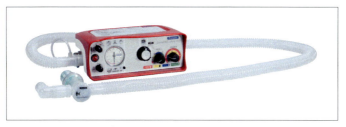

〈パラパック プラス 300NJ〉

目的：呼吸機能の低下に伴い自発呼吸のできない傷病者に対して、人工的に酸素ガスを気道内に供給し、人工呼吸を行う。

[使用方法]

1. 酸素ボンベとの接続を確認しバルブを開放する。
2. 駆動ガス圧インジケータの表示部が赤から白に変わり、酸素ガスが供給されていることを確認する。
3. メインスイッチを「デマンド」から「換気(CMV)」に切り替える。
4. コントロールモジュールの以下の項目を設定する。
   ①1回換気量(70〜1,500 mL)
   ②呼吸回数(8〜40回/分)
   ③リリーフ圧(20〜60 cmH₂O)
   ④酸素濃度(50%または100%)
5. 手掌で傷病者接続口を塞ぎ、気道内圧ピーク圧の確認と、アラームのホイッスル音が鳴りインジケータが赤く点灯することを確認する。
6. マスク接続部をフェイスマスク、ラリンゲアルチューブなどエアウェイデバイスまたは気管挿管チューブに接続する。
7. 傷病者の胸郭が挙上することを確認する。また、緑色のCMVインジケータが点滅することを確認する。

POINT!

- CPRの場合は、呼吸回数を10(赤色ハートマーク)に設定し、胸の上がりを確認しながら1回換気量を設定する。
- 人工呼吸の場合は、換気回数と換気量の設定を「CPR」「成人」「小児」「乳児10kg以上」から選択し、傷病者に応じた適切な設定を行う。
- アラームのホイッスル音が持続して鳴るときは、チューブや傷病者ホースのねじれがないかなどの原因を確認する。原因が不明の場合は、直ちにバッグ・バルブ・マスクによる換気を行う。

✕やってはダメ

➡10kg 以下の乳児に使用してはいけない。

➡作動時は火気厳禁。

メンテナンス

▶本体は、消毒・滅菌をせず水を湿らせた布で清拭する。

▶バルブは分解しホースとともに流水で洗浄し、乾燥させる。

▶組み立て後は機能テストを実施する。

13 可搬型人工呼吸器

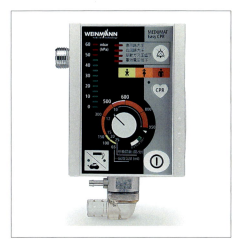

〈メデュマット・イージー・CPR〉

目的：自発呼吸のない傷病者に対する強制換気、または自発呼吸のある傷病者に対する酸素吸入に用いる。

[使用方法]

1. 電源を入れ、約2秒間かけて自動的にセルフチェックを実施する。セルフチェック終了後、強制換気モードによる換気が開始する。
2. 強制換気の場合：マスク/挿管換気選択ボタンにより最大換気圧を選択し、換気値設定ダイアルにより、以下の表を参考に換気流量・回数を設定する。
3. 酸素吸入の場合：デマンドフローモードを選択し、傷病者の呼吸状態を確認しながら酸素投与を行う。
4. CPRモード：CPRスイッチを押して、CPRモードを有効にする。メトロノームの拍子に合わせて胸骨圧迫を30回行い、人工呼吸時にトリガーのスイッチを押して換気を2回行う。

×やってはダメ

→ 体重10kg未満の傷病者には使用してはいけない。
→ 酸素を接続している際は火気厳禁。

クリーニング

▶ 患者ホース（再使用可能品）、患者バルブ、患者マスクは中性洗剤を用いて洗浄する。
▶ 洗浄後、消毒液の用量・用法に従って、内側・外側の全体を浸し、浸漬後水洗いを行い乾燥させる。
▶ 水洗い不可の箇所は、消毒液を染み込ませた布などで清拭する。
▶ 洗浄および清拭後は、機能テストを実施する。

表示の色	イエロー	オレンジ	ブラウン			
体重(kg)	10〜25	25〜45	45	75	90	120	140
換気回数(回/分)	25〜15	15〜12	12	10	10	10	10
一回換気量(mL)	65〜150	150〜300	300	500	600	800	950

3 循環管理資器材

1 心肺蘇生用背板

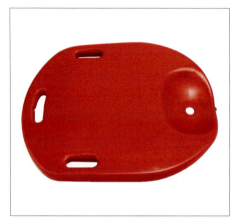

〈ライフセーバー CPR ボード〉

目的：心肺蘇生時、胸骨圧迫の効果を高めるために使用する。

[使用方法]

1. 傷病者の上体を静かに起こす。
2. 背側に挿入し、傷病者の上体を戻す。

POINT!

- 頭部の位置が凹部にくるように挿入する。
- 乳幼児および小児に使用する際は、過伸展とならないように、凹部にタオルなどを当てて気道確保する。

×やってはダメ

➡ ボードの方向を上下間違えないようにする。
➡ 挿入時、胸骨圧迫の中断時間は最小限とする。

メンテナンス

▶ 通常の汚れは洗浄後乾燥させる。
▶ 血液や嘔吐物などは洗浄後、消毒液で清拭し保管する。

2 自動心臓マッサージ器

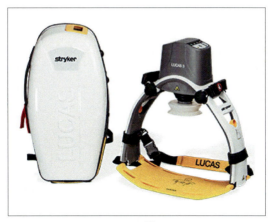

〈LUCAS™3〉

> 目的：心停止傷病者に対して、用手胸骨圧迫の補助の目的で使用する。

[使用方法]

1. 電源スイッチ ON/OFF を 1 秒間押すとセルフテストが始まり、本器が起動した際、緑の LED の点灯を確認する。
2. 傷病者の下（腋のすぐ下）にバックプレートをセットする。
3. 支持脚をバックプレートにロックする。
4. 吸着カップの下縁を傷病者の胸骨端の真上の位置に調整する。
5. ポーズボタンを押して開始位置をロックし、吸着カップから指を離す。
6. アクティブ（継続）またはアクティブ（30：2）を押して、圧迫を開始する。
7. 圧迫の回数および深さを観察し、確認する。
8. 胸部圧迫を中止する場合は、傷病者および LUCAS™3 の位置を変えずにポーズボタンを押す。

注意事項

➡ 搬送時の傷病者や胸骨圧迫部位のずれに気をつけること。
➡ アラーム音や LED 点灯などは異常発生のため、即座に用手胸骨圧迫を行い、機器を確認する。

×やってはダメ

➡ 傷病者の胸部に安全に正しく配置できないときは、使用してはいけない。

➡小児には使用してはいけない。

➡身体が小さ過ぎる傷病者、大き過ぎる傷病者には使用してはいけない。

メンテナンス

▶使用後は、湿式清掃する。

▶水や消毒剤などの液体には浸してはならない。

▶充電点検とセルフチェックを行う。

3 ▪ 自動心臓マッサージ器

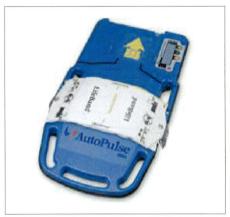

〈AutoPulse〉

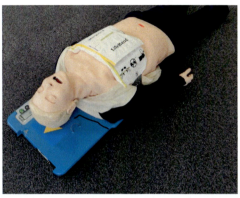

目的：心停止傷病者に対して、用手胸骨圧迫の補助の目的で使用する。

[使用方法]

1. 電源スイッチをオンにする。
2. 電源LEDが緑色に点灯し、自動的にセルフチェックテストが開始される。
3. セルフチェックが終了すると準備完了メッセージが表示パネルに表示される。
4. ライフバンドは左右に開いた状態で、傷病者の背面にセットする。
5. 左右のライフバンドを傷病者の胸部の上で連結する。
6. 開始/続行ボタンを押すと、ライフバンドが自動的に調節されて閉まり、傷病者の胸囲を測定し、適切な圧迫深度が決定される。
7. 傷病者の位置、ライフバンドの緩みが巻き取られているか確認し、開始/続行ボタンを再度押す。
8. 自動で胸骨圧迫が開始される。

POINT!

- 作動時の振動により、傷病者の固定位置がずれることを防ぐため傷病者の背中部分の衣類をハサミなどで切り、背中を露出させた後、プラットホームの中央に位置するように、傷病者を寝かせる。
- 傷病者は、左右方向の中央に、また腋の下は例えばプラットホームに書かれた目安線に合うよう位置を決める。

×やってはダメ

➡小児傷病者には使用しない。

➡胸部外傷のある傷病者には使用しない。

➡傷病者の胸囲を測定している間は、傷病者に触れてはいけない。

➡ライフバンドは再使用しない。

➡充電してから2日を超えたバッテリは、使用しない。

メンテナンス

▶使用後は、湿式清掃する。

▶バッテリは、5〜35℃の充電環境で充電する。

▶ニッケル水素バッテリ専用のバッテリチャージャーを使用する場合、バッテリの機能を最大限維持するため、最低月1回のテストサイクルを実施する。

4 自動心臓マッサージ器

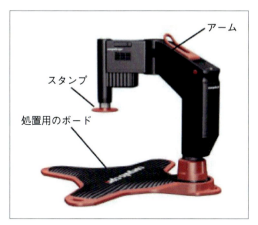

〈コーパルス CPR〉

目的：心停止傷病者に対して、用手胸骨圧迫の補助の目的で使用する。

[使用方法]

1. 適切な処置用のボードを選択する。
2. 処置用のボードをアーム用ソケットを塞がないように傷病者の背面に滑り込ませる。
3. 傷病者に適したスタンプ（胸骨圧迫部）をアームのスタンプ支柱に取り付け、アームを傷病者の頭部または腋窩左右の最適な位置に配置する。
4. 処置用のボードのアーム用ソケットにアームを挿入する。
5. スタンプの胸骨圧迫位置とアームの高さを傷病者に合わせ調整する。
6. 開始/停止キーの LED の色が緑を示したら、ロックレバーを閉じてアームを固定し、開始/停止キーを押し、胸骨圧迫を開始する。
7. 胸骨圧迫終了後は、作動停止を確認し、アームのスイッチをオフにした後、アームを反時計方向に回して処置用ボードとアームを分離する。

注意事項

→ バックボード、エアストレッチャー、ターポリン担架での搬送時は、固定リングを搬送資器材に装着し、胸骨圧迫位置のずれを防ぐ。

※バックボードでの搬送時は、専用のスパイダーストラップを装着し、

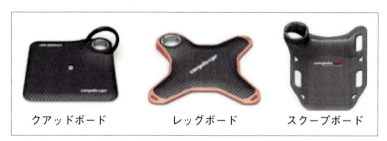

クアッドボード　　レッグボード　　スクープボード

〈処置用のボードの種類〉

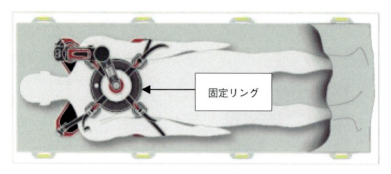

エアストレッチャー、ターポリン担架での使用イメージ

バックボード背面に処置用のボードを取り付けて胸骨圧迫位置のずれを防ぐこともできる。

➡ アームを調整する前に開始/停止キーを押さない。
➡ 搬送時の傷病者や胸骨圧迫位置のずれに注意する。
➡ 静脈路輸液ラインや各種ケーブルなどを挟まないよう注意する。
➡ 装着の際は、胸骨圧迫の中断時間を最小限にする。
➡ ほかの医療用電気機器などの近くで作動させると、相互の電磁的影響を受ける可能性があるため30 cm以上離して使用する。

✕やってはダメ

➡ 以下のいずれかに該当する場合には使用しないこと。
　・傷病者の胸部に安全に正しく配置できないとき。
・胸郭高が14 cm未満または34 cmを超える傷病者。
・妊娠中の傷病者。
・胸部に損傷および胸腹部などに重症外傷がある傷病者。

メンテナンス

▶ 日常点検と充電点検を行う。
▶ モード、圧迫深度、圧迫速度の初期設定を確認する。
▶ アームのすべてのロック可能部分の機能を確認する。
▶ スタンプ位置チェック機能を確認する。
▶ 必ず年1回、指定された業者によるメンテナンスを行う。
▶ 水や消毒剤などの液体に浸さない。
▶ アルキルアミン化合物、フェノール化合物、ハロゲンを遊離する化合物、強有機酸をベースとする消毒剤は使用しない。

Ⅱ．処置資器材　3．循環管理資器材

5 自動心臓マッサージ器

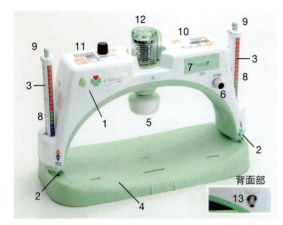

1．アーチアセンブリ　2．アーチアセンブリロック解除　3．バーチカルロッドジョイント　4．バッグボード（ベース）　5．胸骨圧迫パッド　6．吸気口　7．バッテリケース　8．胸厚メモリ　9．バーチカルロッドリリースボタン　10．メイン操作パネル　11．サブ操作パネル　12．シリンダ（ピストン）　13．駆動ガスインレット

〈Clover3000〉

目的：心停止傷病者に対して、用手胸骨圧迫の補助に使用する。
特徴：胸骨圧迫のほか、人工呼吸も可能である。

[使用方法]
（人工呼吸＋胸骨圧迫）

＜予備設定＞

1．アーチアセンブリをバックボードにセットして固定する。
2．駆動ガスホースのクイックカプラを駆動ガスインレットに接続し、一方を酸素ボンベなどのガス供給源に接続する。
3．本装置の電源をONにし、モード選択スイッチを操作して同期、非同期を選択する。
4．換気量設定スイッチで、1回換気量を設定し、CPRサイクル切り替え（ON/OFF）スイッチで、CPRサイクルを5セットまたは連続サイクル（同期）、120秒または連続圧迫（非同期）を選択する。
5．圧迫スタート/ストップスイッチをONにし、圧迫動作状態を確認した後、圧迫深度調整ツマミを操作して圧迫深度を調整し、胸部圧迫パッドの作動状態を確認後、電源をOFFにして一時停止する。
6．胸部圧迫位置の調整作業を容易にするため、アーチアセンブリロック解除ボタン（左右）を同時に操作し、アーチアセンブリを上方向（胸厚メモリ：胸部の厚さ25cm以上）に移動させる。
7．設定および動作確認の完了後、いったんアーチアセンブリをバックボー

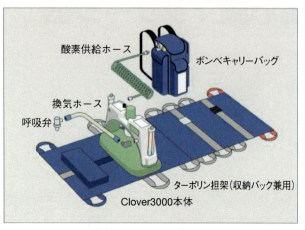

〈救急隊用パッケージの例〉

ドから取り外す。

<傷病者固定>

1. バックボードをターポリン担架の定位置に置いた後、ショルダーベルトをバックボードのベルト装着部に通し、傷病者をバックボードに仰臥位にする。
2. 傷病者の頭部を慎重に持ち上げ、頸部の下にヘッドレスト(ターポリン担架に付属)を置く。
3. 位置ずれなどが起きないようにショルダーベルトを傷病者の肩、または上体に掛けて固定し、必要に応じて下肢固定ベルトや手首固定用ストラップで固定する。
4. 再度アーチアセンブリをバックボードにセットして固定する。

<胸骨圧迫開始>

1. 胸部位置表示スイッチを ON にすると、胸部圧迫パッド下側中央部より10秒間照射される緑色レーザーで、胸部圧迫パッドの圧迫位置を確認する。
2. アーチアセンブリのロック解除ボタンを操作し、アーチアセンブリを下方向にスライドさせ、胸部圧迫パッドが傷病者の胸に接触するように調整する。
3. 電源 ON/OFF スイッチを ON にして起動すると、予備設定値を表示して待機モードになり、圧迫スタート/ストップスイッチを ON にすると、胸骨圧迫が開始される。
4. 吸気口に呼吸チューブと呼気弁を取り付けた後、器具気道確保デバイスを接続し、換気量を再確認する。

注意事項

➡ 誤作動防止のため、除細動実施の前に本装置の作動を停止する。

→除細動を行う際は感電の危険があるため、傷病者に接続されている本装置には触れない。

→圧迫部位のずれや胸部損傷の原因になるため、傷病者には固定ベルトでしっかりと本装置に固定する。

→呼気弁（呼吸弁）は一方向弁のため、必ず正しい気流方向（矢印で指示）を確認し使用する。

→本装置は防滴構造を有していないため、水分や液体のかかる環境で使用しない。

→駆動源である酸素ボンベの残圧に十分注意する。

✕やってはダメ

→胸部損傷、緊急性気胸、胸部貫通、肋骨・胸骨骨折、循環系の損傷がある傷病者には使用できない。

→傷病者の胸部に安全に正しく配置でき

ないときは、使用してはいけない。

→体重 30 kg 以下の小児、先天性および後天性の胸部奇形を有する傷病者には使用できない。

→胸部の厚さが 12 cm 以下または 28 cm 以上、胸部の幅 40 cm 以上の傷病者には使用できない。

メンテナンス

▶使用後は、湿式清掃する。
　①装置本体は、0.1％塩化ベンザルコニュウム、または消毒用アルコール70％溶液により清拭する。
　②付属品類は、0.1％塩化ベンザルコニュウム、または消毒用アルコール70％溶液により清拭する。

▶水や消毒剤などの液体には浸さない。

▶日常点検と電池点検（単 3 形乾電池 3 本）を行う。

6 自動心臓マッサージ器

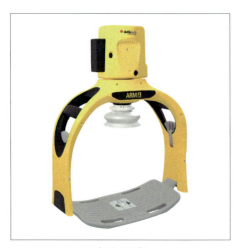

〈ARM XR〉

目的：心停止傷病者に対して、用手胸骨圧迫の補助の目的で使用する。

特徴
- 連続圧迫モード(非同期 CPR)と圧迫換気モード(30：2の同期 CPR)がある。
- ピストンの高さは操作者がピストン高さ調整ボタン(上/下)を操作して調整する。

［使用方法］

1. 胸部を露出した傷病者の上半身を持ち上げ、バックプレート上に仰臥位に寝かせる。この際、胸骨圧迫の中断は最小限とする。
2. 「電源」ボタンを押して電源を入れ、サクションカップが取り付けられたフレームに圧迫モジュールを取り付ける。
3. 胸骨圧迫を中断し、フレームをバックプレートに取り付ける。
4. ピストンが用手胸骨圧迫の位置と同位置になるよう調整する。
5. ピストン高さ調整ボタン(上/下)を操作し、ピストンが傷病者の胸部にぴったりと触れる高さになるよう調整する。サクションカップを用いてピストンの先端が傷病者の胸部からずれないようにし、開始位置を合わせる。
6. 「スタート」ボタン(連続圧迫モードまたは圧迫換気モード)を押して、動作ランプが点灯していないことを確認し、胸骨圧迫を開始する。必要に応じて、患者固定用ストラップを用いて傷病者とフレームを固定する。
7. 胸骨圧迫を中断する際には「一時停止」ボタンを押す。

注意事項

→ 圧迫深度の初期設定値は 46〜56 mm である。
→ ピストンの位置を適切な圧迫位置に合わせる。使用中にずれた場合は一時停止し適切な圧迫位置に合わせ直す。
→ 除細動器の心電図解析中は一時停止ボタンを押し、胸骨圧迫を中断する。
→ 電源ボタンを押しても動きが止まらな

い場合はバッテリを抜く。

×やってはダメ

➡小児への使用はできない。

➡外傷傷病者への使用はできない。

➡体格の適用範囲は胸幅 44.4 cm 以下、胸厚 18.8〜32.3 cm であり、範囲外の傷病者には使用できない。

➡動作中のピストンに触ってはいけない。挟まれて怪我をすることがある。

メンテナンス

▶フル充電時で 60 分の継続使用が可能である。充電時間は AC アダプタ：3 時間以内、バッテリ充電器：2 時間以内に完了する。

▶満充電された予備バッテリを必ず準備する。

▶サクションカップはディスポーザブルである。

7 半自動除細動器

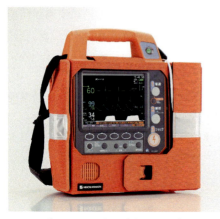

〈TEC-2603 カルジオライフ S〉

目的：心室細動または心室頻拍を除去する。
特徴：電気的除細動、心電図、動脈血酸素飽和度、CO_2濃度のモニタリングも可能である。

［使用方法］

1. 電源ボタンを押し、電源を入れる（小児モードでの起動は小児モードボタンを押しながら電源を入れる）。
2. あらかじめ装置に接続されている除細動パッドを袋から取り出す。
3. 除細動パッドの保護紙（フィルム）を剥がして、傷病者に装着する。
4. 解析/充電ボタンを押し、解析状態にする。
5. 除細動が必要な場合、「電気ショックが必要です」と画面表示および音声指示があるので、傷病者に誰も触れていないことを確認してからショックボタンを押し、通電させる。
6. 除細動が必要でない場合、「電気ショックは必要ありません」と画面表示および音声指示があり、充電されたエネルギーが内部放電される。心肺停止の場合は CPR を実施する。

POINT!

- 除細動パッドはしっかりと密着させて貼る。
- 傷病者の胸に貼付薬がある場合、その薬を剥がし、タオルなどで拭き取ってからパッドを装着する。
- ペースメーカーや ICD が入っている傷病者には、植え込み位置（膨らみ）の縁とパッドの縁を 8 cm 以上離して、パッドを装着する。
- ICD が作動し通電しているときには、そのサイクル（30～60 秒）を待ってからパッドを装着する（リズム解析が同期しエラーが起きる）。

×やってはダメ

→ 傷病者の体表面が濡れているままで、本器を使用してはいけない。
→ 酸素を使用したままで、ショックボタンを押してはいけない。
→ ショックボタンを押すときに、傷病者を収容しているストレッチャーに触れ

Ⅱ．処置資器材　3．循環管理資器材

てはならない。

➡マニュアル操作を行ってはいけない。

メンテナンス

▶日常点検のほか、専用のエネルギー
チェッカーを使用して通電テストを行
い、装置が正常に動作することを確認

する。

▶常に充電されたバッテリを2個以上用
意しておく。

▶除細動パッドは、密封された有効期限
内のものを使用する。

▶バッテリは有効期限内（2年間）のもの
を使用する。

8 半自動除細動器

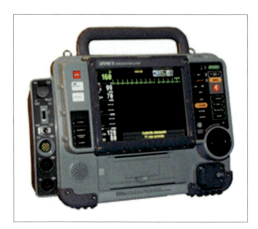

〈ライフパック®15〉

目的：心室細動または心室頻拍を除去する。
特徴：①電気的除細動や心電図、動脈血酸素飽和度、呼気終末二酸化炭素濃度、血圧がモニタリングできる。
②耐振動、耐衝撃性に優れ、12誘導心電図にも対応可能である。

[使用方法]

1. 電源をオンにする。
2. 「ケーブルを接続してください」のメッセージが表示され、音声指示が出る。傷病者に電極パッドを装着する準備をする。
3. 電極パッドをクイックコンボケーブルに接続し、クイックコンボケーブルが本体に接続されていることを確認する。
4. 電極パッドを前面−側面位置に取り付ける。
5. 解析ボタンを押す（手動モードで動作していても、この操作で半自動モードに切り替わる）。
6. ディスプレイ上に「解析中、傷病者から離れてください」のメッセージが表示され、音声指示が出る。
7. 除細動が必要なECGが検出されると、「通電が必要です」と充電インジケータが表示され、あらかじめ設定したエネルギーまで充電が行われる。
8. 充電が完了すると、「通電ボタンを押してください」のメッセージが表示され、傷病者から離れて通電ボタンを押すよう音声指示が出る。
9. 傷病者に誰も触っていないことを確認し、通電ボタンを押して通電する。通電後、次に行うべき操作を装置が指示してくるので、これに従う。エネルギー充電後60秒以内に通電ボタンが押されない場合、充電エネルギーは内部放電される。

POINT!

● ケーブルコネクタおよびSpO₂コネクタの形状はほかのライフパック製品と

異なるので、複数のモデルを混在して運用する場合はパドル電極などを除細動器本体に接続できず、治療およびモニタリングできなくなるため、使用するパドル電極、ケーブルおよびセンサの互換性に注意すること。

● ケーブルの損傷および汚染を防止するため、クイックコンボケーブルは常時除細動器に接続しておくこと。

● ケーブルが損傷する恐れがあるため、ケーブル類はケーブルではなくコネクタを持って本体から外すこと。

● 日常点検を行うこと。

使用環境条件

➡ 温度：0〜45℃

➡ 相対湿度：5〜95%（結露不可、NIBP モニタリングは 15〜95%）

貯蔵・保管方法

※ 貯蔵·保管方法（バッテリおよび電極パッドを含まない）

▶ 温度：−20〜65℃

9 半自動除細動器

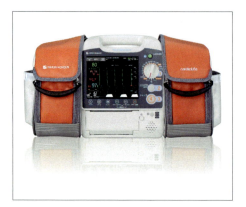

〈カルジオライフ EMS〉

目的：心室細動または心室頻拍を除去する。
特徴：電気的除細動、心電図、血圧、動脈血酸素飽和度のモニタリングが可能である。また、別途センサーキットを接続することによって呼気終末二酸化炭素分圧などのモニタリングが可能である。

［使用方法］

〈AED モードの場合〉

1. 出力エネルギー/モード選択ツマミを「AED」の位置に回し、電源を入れる。
2. ディスポーザブルパッドのシールを剥がし、傷病者に装着する。
3. エネルギー充電/AED ボタンを押す。除細動が必要な心電図（心室細動または心室頻拍）を検出すると、あらかじめ設定されたエネルギー値まで自動的にエネルギー充電される。
4. 画面上で最終波形を確認し、点滅しているショックボタンを押し、通電する。
5. その後音声の指示に従い、3、4 を繰り返す（除細動プロトコールに従う）。

POINT!

- 心電図を解析する際は救急車の走行を停止し、胸骨圧迫は一時中断する。
- 小児モードは未就学児の傷病者のみ使用する。

×やってはダメ

→ 必ず AED モードで使用する。出力エネルギー/モード選択ツマミで出力エネルギーを設定してマニュアルモードで使用してはいけない。
→ 高濃度酸素が充満している環境で使用してはいけない。

メンテナンス

▶ 有効期限内のディスポーザブルパッドおよび満充電のバッテリを予備として必ず準備する。
▶ バッテリ充電完了ランプが点灯しているか確認する。

Ⅱ．処置資器材　3．循環管理資器材

10 半自動除細動器

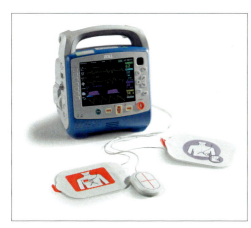

〈X Series®〉

目的：心室細動または心室頻拍を除去する。
特徴：①ガイドラインが推奨する、呼気終末二酸化炭素濃度、解析付き12誘導心電図、CPRの質をフィードバックしたり記録することができるReal CPR Help機能を搭載。
②動脈血酸素飽和度、非観血血圧、体温モニタリングなどの多機能性や、ディスプレイサイズに妥協することなく、軽量化とコンパクト化を実現。

[使用方法]

（AEDモードの場合）
1. 本体の電源を入れる。
2. 電源を入れると除細動電極の接続を自動で確認し、解析を始める。表示および音声メッセージに従う。
   ・除細動が不要な波形が検出されたとき、「除細動ショックは不要です」と表示される。
   ・除細動が必要な波形が検出されたとき、「除細動ショックは必要です」、「ショックボタンを押してください」と表示および音声メッセージで伝え、ショックボタンが点灯する。
3. 除細動ショックを行う。通電されるまでショックボタンを押す。通電されたエネルギーとショック回数が表示される。
4. 本体の指示に従ってCPRを行う。

POINT!

● 推奨される使用環境範囲外にある場合、仕様どおりに作動しない恐れがあるため使用しないこと。
● 滅菌可能との表示がない付属品を滅菌しないこと。
● ショックを行う前に併用機器が破損する恐れがあるため、除細動保護されていない機器を傷病者から取り外すこと。

使用環境条件

➡温度：0〜50℃
➡湿度：15〜95%
➡防塵防水：IP5X

4 外傷処置資器材

1 バックボード

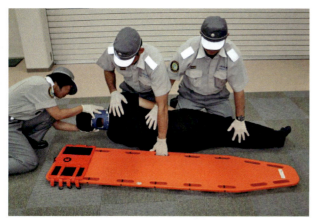

〈ファーノ®モデル 2010〉

バックボードとは

木製やポリエステル製で、両側にはストラップをかけるピンと搬送時に持つグリップの穴があり、主に外傷傷病者の全身を固定する固定具である。全身を固定するロングバックボードと上半身を固定するショートバックボードがある。いずれもヘッドイモビライザーとベルトを使用して脊柱を固定する。収納スペースをとらない二つ折りタイプのロングバックボードもある。また、小児の体格に合わせた小児用もある。

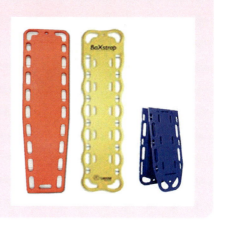

目的：脊柱、頸椎などに損傷の可能性のある傷病者に全脊柱固定および搬送に使用する。また、水難救助や自動車事故の際の救助作業に使用する。

［仕　様］

1. 長さ：183 cm、幅：頭部 41 cm、足部 24 cm
2. 重量：5.2 kg
3. 最大荷重：159 kg

［使用方法］

1. 外傷ガイドラインに従って傷病者をボードの上に移動する。
2. 傷病者の負傷状態を考慮した固定ベルトの装着をする。

POINT!

● 頸椎カラーおよび頭部固定具（ヘッドイモビライザー）を併用する。

注意事項

➡ 必ず傷病者固定ベルトを装着する（転落防止など）。
➡ 吊り下げなどを行う場合には、バスケット担架などを併用して使用する。

×やってはダメ

➡ 吊り上げなどの救助時にベルトを固定するフックにはカラビナなどをかけてはいけない。

メンテナンス

▶ 使用後ごとに、本体、スピードクリップなどの損傷の有無の点検を行う。
▶ 汚染された場合は洗浄し、乾燥させる。

Ⅱ．処置資器材　4．外傷処置資器材

2 スクープストレッチャー

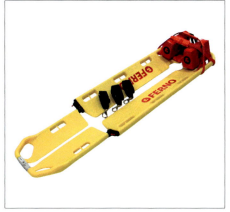

〈ファーノ®モデル 65EXL セット〉

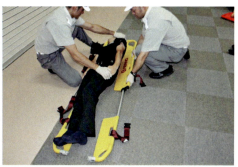

スクープストレッチャーとは
　アルミ合金やポリマー樹脂製で、本体を2分割し傷病者をすくうようにして収容する固定器具。ロングバックボードと同様に全脊柱固定が必要な傷病者に使用する。傷病者をログロールすることなく全脊柱固定が可能なため、骨盤骨折や体幹に穿通性異物が刺さったままの傷病者にも使用できる。

目的：脊柱、頸椎などに損傷の可能性のある傷病者などの体位を動かすことなく収容、またはベッドやほかのストレッチャーなどへの移し替えに使用する。

[使用方法]

1. 傷病者の身長に長さを合わせる。
2. 2分割後、傷病者の左右から滑り込ませる。
3. 頭側および足側のジョイントをロックする。
4. ベルトおよび頭部固定をする。

POINT!

● 左右から滑り込ませるとき、傷病者の

[仕　様]

1. 長さ：165〜202 cm（4段階調整）
2. 重量：8.9 kg
3. 最大荷重：150 kg

衣服や体幹を挟んでいないかを確認しながら滑り込ませた後、ジョイントをロックする。
- 頸椎カラーおよび頭部固定具(ヘッドイモビライザー)を併用する。

注意事項

➡傷病者の接地面の状況を考慮し使用する。
➡ヘッドサポートパッドの垂直面側を傷病者の頭部両側に当てて固定する。

×やってはダメ

➡吊り上げなどの救助時にベルトを固定するフックにはカラビナなどをかけてはいけない。

メンテナンス

▶使用後ごとに、本体などの損傷の有無の点検を行う。
▶汚染された場合は洗浄し、乾燥させる。

Ⅱ．処置資器材　4．外傷処置資器材

3 バキュームスプリント（部分固定用）

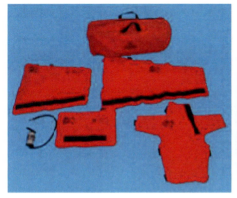

〈バキュームスプリントモデル AS190〉

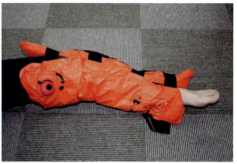

〈下腿の固定〉

バキュームスプリントとは
　スプリント内の空気を減圧することにより、内部の特殊ビーズが固まり、傷病者の損傷部位を固定する固定器具である。
　部分固定用と全身マットレス型（標準サイズ、小児用）がある。

目的：全身の損傷部位を適切なサイズにより固定する。

[仕　様]

1. 小児・前腕用
2. 全腕用
3. 後頭骨部・頸部用
4. 下肢・胸部用

[使用方法]

1. 傷病者の損傷部位を保持し、適切なサイズを選択する。
2. スプリントのバルブからキャップを外し、空気を入れ、スプリント内の減圧を解除し、軟らかい状態まで押し続ける。
3. スプリント内のビーズが均一になるように手で表面を平らにする。
4. 損傷部位に当て、マジックテープで仮留めする。
5. バキュームポンプのホース先端のコネクタをバルブに接続し、スプリントが軽く固まるまでバキュームポンプを引いて減圧する。

POINT!

● 傷病者が最も痛みを軽減させる肢位に

保ち固定する。

● 本体はＸ線を透過するので、装着のまま X 線撮影および MRI にも使用できる。

注意事項

➡ スプリントのナイロンが破損すると陰圧にならないので、損傷部位にガラス類やその他鋭利なものが付着している場合は取り除き固定する。

➡ 使用後はスプリント内の空気を抜かず収納する。

メンテナンス

▶ 汚染された場合は洗浄し、乾燥させる。

II. 処置資器材　4. 外傷処置資器材

4 ▎ バキュームスプリント（全身用）

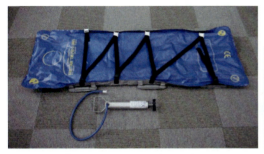

〈EVS バキュームスプリント〉

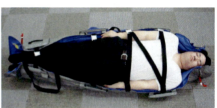

〈全身固定〉

> 目的：脊柱、頸椎などに損傷の可能性のある傷病者の全脊柱固定および搬送に使用する。

［仕　様］

1. 長さ：200 cm、幅：75 cm
2. 重量：5.5 kg
3. 最大荷重：159 kg

［使用方法］

1. 傷病者の近くの平らな場所で、黄色ロゴマークおよび黄色の固定用バックルを頭側にマットレスを広げる。
2. マットレスのバルブから赤いキャップを外し、中の赤い軸を押して空気を入れ、マットレス内の減圧を解除し、軟らかい状態まで押し続ける。
3. 傷病者固定用ベルトのバックルをマットレスから外す。
4. マットレス内のビーズが均一になるように手で表面を平らにする。
5. バキュームポンプのホース先端のコネクタとマットレスの足元または頭側のどちらか一方のバルブに接続し、マットレスが軽く固まるまでバキュームポンプを引いて減圧する（傷病者を乗せたときに内部のビーズが一方へ片寄らなくするため）。
6. 黄色の傷病者固定用バックルが傷病者の腋窩付近に位置するようにマットレスの位置を調整する。
7. ログリフトまたはフラットリフトなどを用いて傷病者を持ち上げ、傷病者の下にマットレスを移動し、その上に降ろす。
8. 足元のバルブを開き、マットレスが軟らかくなり傷病者の体型にフィットするまでマットレスに空気を入れる。
9. 傷病者の体型に合わせて頭部側から、または頭部側へビーズを動かし、傷病者のからだとマットレスの間に隙間がないことを確認する。

10. 傷病者固定用ベルトをマットレスに取り付け、マットレスの両サイドで傷病者のからだを囲むように装着する。

11. 固定ベルトをマットレスの頭部側から順次、対角線状になっている固定用ベルトの中心部を引っ張るようにしてベルトの緩みを取りながら締める。

12. マットレス内のビーズの状態を確認し、頭頸部の固定状態を確認する。

13. 足元にあるバルブとポンプを接続しマットレス内の空気を減圧する。

14. コネクタの金属部分を押し、ポンプのコネクタからバルブを外し、減圧終了後はバルブに赤いキャップで蓋をする。

POINT!

- 傷病者固定用ベルトは、頭側にある黄色い固定用バックルから始め、足に向かって上から順に黒いバックルと白いバックルを交互に取り付け、ベルトがジグザグ状になるようにし、最後に黒いバックルを取り付ける。

- 傷病者のマットレス上への移動手段と

して、スクープストレッチャーなどの使用も考慮する。

- 本体は X 線を透過するので、装着のまま X 線撮影および MRI にも使用できる。

注意事項

➡ 固定用ベルトの端を一気に引っ張ると、傷病者とマットレスが回転してしまう可能性があるので、ベルトはあまり強く引っ張らない。

➡ 固定用ベルトを締めるときは、傷病者の呼吸に配慮するとともに、負傷部位の圧迫を避ける。

➡ 頭部部分と足元を持って持ち上げないこと。サイドに付いている搬送用ハンドルを使用し、最低 2 人以上で持ち上げること。

➡ 使用後はスプリント内の空気を抜かず収納する。

メンテナンス

▶ 使用後は、ガラス類やその他鋭利なものが付着していないことを確認してから収納すること。

▶ 汚染された場合は洗浄し、乾燥させる。

Ⅱ．処置資器材　4．外傷処置資器材

5 ● 副子

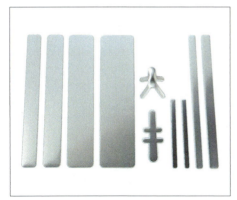

〈アルフェンスシーネ〉

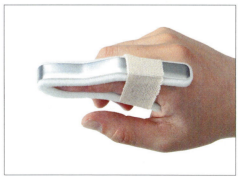

目的：骨折や脱臼、打撲などに伴う副損傷の予防と搬送中の症状悪化の防止や痛みを軽減させる。

特徴：長細いアルミ板の片側にフェルトやスポンジが貼ってあり、手指に用いられる長細いものから、上肢や小児の下肢に使用できる幅のものまである。

［使用方法］

1．ハサミで受傷部位に合わせた長さに切って使用する。

2．骨折部位の末梢側と中枢側の2関節を含み固定する。

メンテナンス

▶通常の汚れは洗浄し乾燥させる。
▶血液などの体液が付着した場合は、体液を取り除き、洗浄し乾燥させる。

6 ● 副子

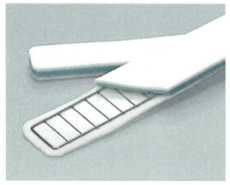
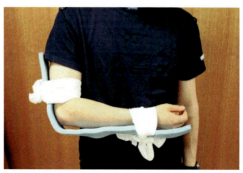

〈梯状副子〉

目的：骨折や脱臼、打撲などに伴う副損傷の予防と搬送中の症状悪化の防止や痛みを軽減させる。
特徴：針金を梯子状にハンダづけし、スポンジなどの緩衝材で被覆され、幅や長さには種類がある。受傷部位によって必要な長さに折って使用する。

［使用方法］

1．受傷部位に合ったサイズを選択する。

2．骨折部位の末梢側と中枢側の2関節を含み固定する。

メンテナンス

▶通常の汚れは洗浄し乾燥させる。
▶血液などの体液が付着した場合は、体液を取り除き、洗浄し乾燥させる。

Ⅱ．処置資器材　4．外傷処置資器材

7 牽引副子

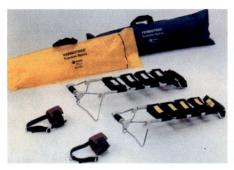

〈ファーノ®トラックモデル 443/444〉

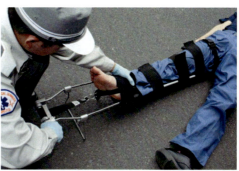

目的：大腿骨骨折時の筋肉収縮による副損傷の予防と搬送中の症状悪化の防止や痛みを軽減させる。
特徴：大腿骨骨折で牽引したまま搬送できる副子。

［使用方法］

1. 股関節部下から牽引副子を挿入し、足首にマジックテープを巻き、痛みが軽減する位置まで牽引し固定する。

POINT!

● 骨折近位の関節を把持し、ゆっくりと牽引する。

×やってはダメ

➡ 開放性骨折の場合は、開放した骨を還納させるので使用しない。

メンテナンス

▶ 通常の汚れは洗浄し乾燥させる。
▶ 血液などの体液が付着した場合は、体液を取り除き、洗浄し乾燥させる。

8 ショックパンツ

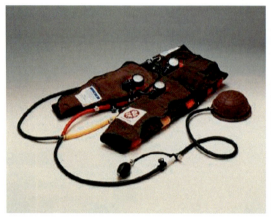
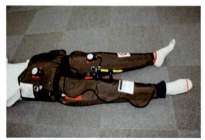

目的：外出血の
　①止血が完了した出血性ショックの傷病者の血圧保持
　②骨盤固定および下肢の固定

[使用方法]

1. ストレッチャー上にショックパンツを広げる。
2. 抱き上げた傷病者をパンツの部位に合わせて下ろす。
3. ポンプと接続し、チェックバルブを「開」にする。
4. 嘔吐に備えて吸引器を準備する。
5. 加圧する直前の血圧を測定する。
6. 下肢から加圧し、チェックバルブを「閉」にする。
7. 再度血圧測定を実施する。
8. 装着した時間、加圧した時間、バイタル測定の時間を記録する。

POINT!

- 適応となるのは下腹部以下の外傷で、ショックを呈している傷病者である。
- 四肢の固定にも活用できる。
- ショックパンツを使用する前には、必ず傷病者のポケットなどに何も入っていないことを確認する。

×やってはダメ

➡ 重篤な胸部外傷、頭蓋内圧亢進を示す重症頭部外傷、下腹部より上の損傷で、腹圧を上げると症状が悪化する可能性のある傷病者には使用してはならない。

メンテナンス

▶ チェックバルブなどのエア漏れがないか確認する。
▶ 汚染された場合は、洗浄し乾燥させる。

II．処置資器材　4．外傷処置資器材

9 頸椎カラー

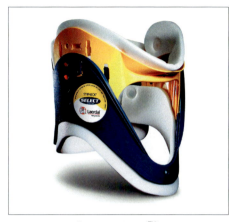

〈Stifneck Select™〉

> 目的：頸椎・頸髄損傷の処置や搬送時の二次損傷の防止に使用する。
> 特徴：頸椎固定専用器具。サイズが可変できるものや傷病者に合わせてサイズを選ぶものなどさまざまなタイプがある。頸椎固定に用いる。

［使用方法］

1. 頭部を中間位に保持し、頸椎カラーを前胸壁を滑らせるようにして下顎を固定する。
2. 下顎を保持した手を離さず、頸椎カラーのベルクロ（後頭部側）を巻き込み、後頸部の下をくぐらせ、マジックテープをしっかり留める。
3. 正中性を保つため頸椎カラーの中心が、鼻-下顎-臍のラインで一直線上になるようにする。

POINT!

- 適切なサイズに合わせる。
- 頭部保持を確実に行い、装着する。

メンテナンス

▶通常の汚れは洗浄し乾燥させる。
▶血液などの体液が付着した場合は、体液を取り除き、洗浄し乾燥させる。

10 KED®(Kendric Extrication Device)

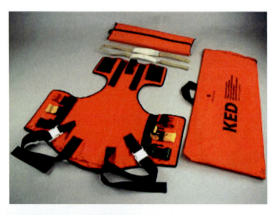

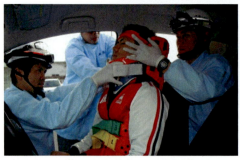

〈車外救出での使用〉

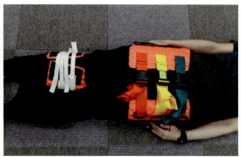

〈骨盤・大腿骨の固定〉

目的：交通事故で頸椎・頸髄損傷が疑われる傷病者を車外へ救出する。小児の全脊柱固定、骨盤や大腿骨の固定に使用する。

特徴：フォーミュラカーの座席上方へ救出するために考案された救出固定具で、ナイロン製で頭部、頸部、腰椎を固定できる。装着向きを変えることにより骨盤下肢の固定も可能で、頭頸部、体幹、骨盤、下肢の固定に用いる。

[使用方法]

1. 頭部を用手固定し、KED®を座席と傷病者の間に挿入する。
2. 頭部2本と体幹3本のベルトで上半身を固定し、事故車両から救出する。

POINT!

- 胸のベルトは中・下・上の順で締めつける。
- KED®だけを引っ張ることなく救出する。

Ⅱ．処置資器材　4．外傷処置資器材

● 救出に時間がかかるので、緊急度が高
　い傷病者ではほかの救出法を考える。

メンテナンス

▶ 通常の汚れは洗浄し、乾燥させる。
▶ 血液などの体液が付着した場合は、体
　液を取り除き、洗浄し乾燥させる。

11 止血帯

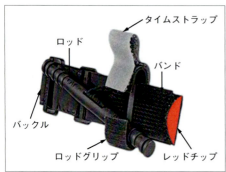
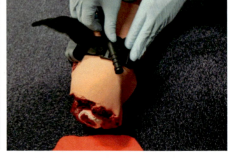

〈NAR ターニケット CAT®〉

目的：四肢の止血帯として使用する。
特徴：四肢切断や外傷による大量出血に対して、上肢や下肢の創部より中枢側に装着し、止血帯を巻き上げることにより圧力を加え、血流を遮断し止血する。小型軽量で、1人で、かつ片手で装着でき、迅速に四肢の止血が可能な止血帯である。

［使用方法］

1-a. バンドを創部から5〜8cm中枢側に装着し、レッドチップ先端をスリットに差し込む。
1-b. バンド先端をスリットに通しループ状にし、創部から5〜8cm中枢側に装着する。
　　※バンド装着部が関節にかかる場合は、さらに数cm中枢側に装着する。
2．バンドを強く引き、バンドを自着させ固定する。
3．出血が止まるまでロッドを回し、バンドを締め上げる。
4．止血確認後、ロッドグリップにロッドを固定する。
5．創部より末梢側の脈拍を触知し、止血されていることを確認する。
6．ロッドとバンドをタイムストラップで固定する。
7．タイムストラップに装着時刻を記録する。

POINT!

- バンドがロッドグリップの上を覆わないようにする。
- バンドと肌の間に指先が3本入るようであれば締め直す。
- 止血されていない、または創部より末梢側の脈拍が触知できる場合は締め直す。

Ⅱ．処置資器材　4．外傷処置資器材

- 止血が不十分な場合は、CAT®を中枢側に追加する。
- 出血場所を確認できないか観察する時間がない場合は、衣服の上からCAT®を装着する。

注意すること

➡衣服内の固形物の上へ装着しない。
➡ターニケットは病院到着後、医師に引き継ぐまで緩めない。

メンテナンス

▶直射日光および高温多湿を避け、室温にて保管する。

12 止血帯

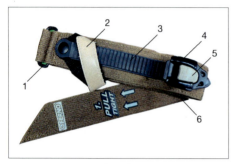

〈RMT〉
1　ダブルリング　　4　リリースレバー
2　ループ　　　　　5　レバーアーム
3　ラチェット部　　6　ウェビング

目的：四肢切断や外傷による大量出血に対する四肢の止血帯として使用する。

特徴：四肢切断や外傷による大量出血に対して、上肢や下肢の創部より中枢側に装着し、止血帯を巻き上げることにより圧力を加え、血流を遮断し止血する。小型軽量で、1人で装着でき、迅速に四肢の止血が可能な止血帯である。

［使用方法］

1. 止血したい上下肢に巻き、ループを指で押さえながらウェビングを引き絞る。
2. レバーアームを起こして締め込んでいく。
3. 黒色のレバーアームを上へ持ち上げて1ノッチずつ緊縛の強さを調節し、出血が止まる位置まで締め込む。
4. ウェビングの止血開始時間を記載する。

POINT!

- ウェビングと皮膚の間に指が3本以上入らないことを確認する（3フィンガーチェック）。
- 止血されていない、または創部より末梢側の脈拍が触知できる場合は締め直す。
- 止血が不十分の場合は、止血帯を中枢側に追加する。
- 出血場所を確認できないか観察する時間がない場合は、衣服の上から装着する。

注意事項

→衣服内の固形物の上へ装着しない。
→病院到着後、医師に引き継ぐまで緩めない。

メンテナンス

▶直射日光および高温多湿を避け、室温にて保管する。

13 ｜ 止血帯

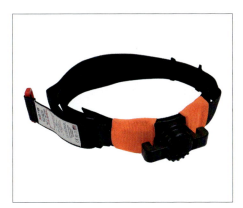

〈X8T ターニケット Gen2〉

目的：バンド状の用具で、上下肢（腕または脚）に装着して、循環の抑制および遠位部への正常血流または遠位部からの正常血流を遮断する。

特徴
・使いやすいハンドル式の巻き取り機構採用で、細かな段階での加圧が可能である。
・D リングを引くことで素早く装着することが可能である。
・軽量・コンパクト（119 g）である。
・円周約 15 cm の前腕から約 95 cm の大腿への使用が可能である。
・製品ラベルに止血時刻の記入が可能である。

［仕様］

1. サイズ：1,520×30 mm
2. 重量：119 g
3. カラー：オレンジ

4. 素材：ストラップ；ナイロン、巻取り部（ハンドル・本体）；ポリアミド 66、バックル・D リング；アセタール

［使用方法］

〈取り付け方法〉
1. 包装から取り出す。
2. 使用前に本器に破損・汚染がないか確認する。
3. 上肢または下肢に装着（輪状態）する。
4. D リングを引っ張り、引けなくなるまで締め上げる。
5. 出血が止まるまでハンドルを時計回りに回す。

〈取り外し方法〉
1. ハンドルを持ち上げて反時計回りにゆっくりと回し緩める。その後バックルを外して本器を傷病者から除去する。

〈太ももに使用する際〉
2. バックルを分離し、バックルのオスとメスの両端を持ち、ストラップを広げる。
3. 大腿を覆うように巻き付けたら、バックルを再度接続する。
4. D リングを引けなくなるまで引っ張り、出血が止まるまでハンドルを時計回りに回す。

〈訓練のための再使用〉

1. バックルのハンドル部を持ち上げて外す。
2. ねじれがなくなるまで反時計回りに回す。
3. 両端からストラップを引いて、ハンドルをリセットする。
4. リセットしても正常に動作しない場合は直ちに新品もしくは別の止血帯を使用する。

〈止血時刻の記入〉

止血を行った際は必ずラベルに止血時刻を記入する。

注意事項

➡本器を装着する際は処置目的以外の固形物を挟まないように注意する。
➡本器は−6℃未満の環境での使用に適していない。
➡本器は最大2時間まで連続装着可能である。

×やってはダメ

➡一度傷病者に使用された場合、交互感染の可能性があるため再使用は禁忌である。

保管方法

▶水濡れに注意して、直射日光を避けて清潔な場所で保管する。

14 チェストシール

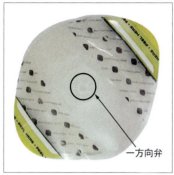
〈SAM チェストシール〉
一方向弁

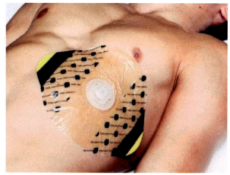

目的：胸部開放創（開放性気胸）の被覆に使用する。
特徴：一方向弁が付いているため、胸腔の空気は排気するが外気からの吸入はない。バルブはプラスチック製のドーム型で貼付部に物が覆い被さっても排気を妨げられることがない。

[使用方法]

1. 創の状態を確認し、創部周辺の血液や汗などを拭き取る。
2. チェストシールを取り出し、透明のフィルムを剥がす。
3. 創部の中心に一方向弁が位置するように、チェストシールの接着面を下にして貼る。
4. チェストシールをしっかり押さえ確実に貼る。
5. 一方向弁から空気が排出され、吸入されていないことを確認する。

POINT!

● 血液や汗で接着面が剥がれることがあるので、継続的に観察する。

メンテナンス

▶ 包装が開封・破損している場合は使用しない。
▶ 開封後は早めに使用する。
▶ 常温・常湿で保存する。

注意事項

→ 再使用はしない。
→ チェストシールは病院到着後、医師に引き継ぐまで剥がさない。

5 個人防護具

1 ■ 手袋

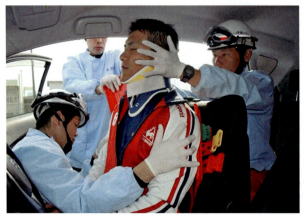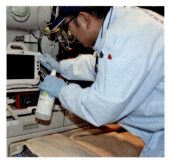

> 目的：感染防止用手袋は傷病者の処置や血液・体液などで汚染された物を扱うときや、救急車内の清掃や消毒、資器材の洗浄時の接触感染防止のために着用する。救急救助現場では、消防隊や救助隊も着用する。
> 特徴：感染防止用手袋にはラテックス（天然ゴム素材）やプラスチック製がある。

[使用方法]

1. 自分の手にフィットするサイズを選ぶ。
2. アレルギーなどが生じる場合は、ラテックスフリー* やパウダーフリー** の手袋を使用する。
3. 長時間着用して手に汗をかいた場合は交換する。
4. 交差感染を防止するため、傷病者ごとに手袋を交換する。

   *ラテックスフリー手袋：手袋に使われている天然ゴムの成分によって痒みや炎症、発赤などのアレルギー反応を起こす。ラテックスフリー手袋は天然ゴムを素材としない手袋で、アレルギーを起こす場合はこの手袋を使用する。

   **パウダーフリー手袋：手袋を装着しやすいように、手袋の内側にパウダー（粉）が塗布してあり、このパウダーによって手に炎症を起こすことがある。パウダーフリー手袋はこのパウダーを使用していない手袋で、

II．処置資器材　5．個人防護具

パウダーにより炎症などを起こす場合はこの手袋を使用する。

POINT!
- フィットするサイズを使用する。
- 傷病者ごとに交換する。
- 汚染された面を内側に封じ込めて外す。
- 使用後は感染性医療廃棄物専用容器に廃棄する。

手袋の外し方

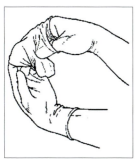 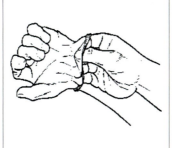 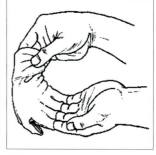

①手袋の外側（汚染された部分）の端を持ち、手袋の内側（皮膚側）が表になるように引き抜く。

②引き抜いた手袋をもう片方の手に丸めて持ち、手袋を外した指先を、手首と手袋の間に入れる。

③外して丸めた手袋を持ったまま、もう片方の手袋の内側が表になるように外す。

2 サージカルマスク

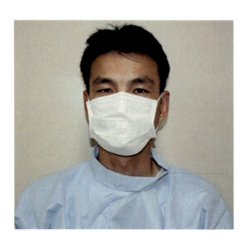

2. ゴムひもを耳にかけ、ノーズピースを鼻の形に合わせる＜写真②＞。
3. マスクの蛇腹を下顎まで伸ばして、鼻と口を完全に覆う＜写真③＞。

×やってはダメ

➡ 鼻を出すと鼻腔から感染するため感染防止に効果がない。

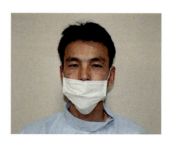

目的：飛沫感染（咳、吐血、喀血、嘔吐、出血を伴う外傷傷病者）防止に装着する。
特徴：サージカルマスクは外科用（サージカル：surgical）のマスクで、不織布製の使い捨て（ディスポーザブル）である。

POINT!

- 長時間の装着で湿気を含み呼吸がしづらくなるため、適宜交換する。
- 傷病者の症状などにより必要に応じて装着する。

［使用方法］

1. ノーズピース（マスク上部中央にある金具）に折り目をつける＜写真①＞。

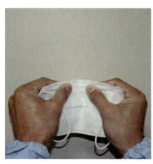

＜写真①＞

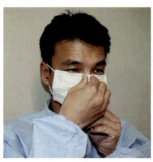

＜写真②＞

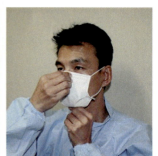

＜写真③＞

Ⅱ．処置資器材　5．個人防護具

3 N95 マスク

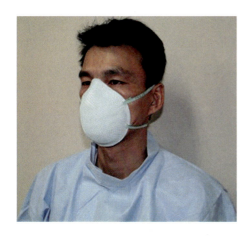

目的：空気感染（結核・水痘・麻疹）防止に着用する。
特徴：N95マスクは米国労働安全衛生研究所（National Institute of Occupational Safety and Health；NIOSH）が定めた規格で、0.3μmの粒子を95％以上遮断できる微粒子用マスクである。

[使用方法]

1. ノーズピースを鼻に当て下顎を覆うように覆せ、上側のゴムバンドを後頭部にかける。
2. 片手でマスクを当てたまま、下側のゴムバンドを後頸部の上にかけ、両手でノーズピースを押さえ鼻の形に合わせる＜写真①＞。
3. フィットテストを行う（両手でマスク全体を覆い、息を強く吐き、空気漏れがないことを確認する）。

×やってはダメ

➡ サージカルマスクと同様に、鼻を出すと鼻腔から感染するため感染防止に効果がない。

POINT!

- 空気感染が疑われる傷病者に対して装着する。
- フィットテストを行う。

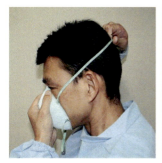 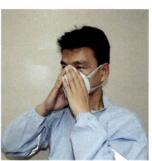 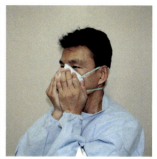

＜写真①＞

113

4 感染防止衣

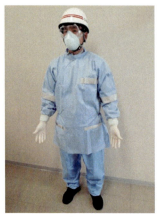

〈不織布製感染防止衣〉

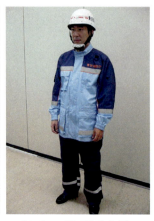

〈ナイロン系感染防止衣〉

感染防止衣は上衣とズボンがあり、不織布製とフッ素樹脂をナイロンなどの繊維で加工したナイロン系とがある。

目的：吐血や喀血、嘔吐、出血を伴う外傷傷病者など血液や体液が飛散するような場合や、救急車内の清掃や救急資器材の洗浄時に汚染物が衣類へ飛散するのを防止するために着用する。

[洗浄・除菌方法と廃棄・交換時期]

〈不織布製感染防止衣〉
- 救急活動後はクリティカルゾーンを中心に除菌剤を噴霧する。
- 汚染範囲にかかわらず汚染が認められる場合は感染性廃棄物として廃棄する。
- 汚染物が目視できない場合は定期的に市販洗剤を用いて洗濯した後に自然乾燥させる。
- 繊維表面の毛玉や毛羽立ち、破れ、色落ちがなど認められた場合は交換する。

〈ナイロン系感染防止衣〉
- 救急活動後はクリティカルゾーンを中心に除菌剤を噴霧する。
- 汚染範囲にかかわらず汚染が認められる場合は汚染物を清拭除去し、市販洗剤を用いて洗濯した後に自然乾燥させる。
- 汚染物が目視できない場合は定期的に市販洗剤を用いて洗濯した後に自然乾燥させる。
- 繊維表面の毛羽立ちや亀裂、色落ちなどが認められた場合は交換する。

注意事項

➡ 除菌剤噴霧や洗濯時はサージカルマスクと眼球保護具を装着する。

Ⅱ. 処置資器材　5. 個人防護具

➡オゾン殺菌と塩素系洗剤による洗浄は
　繊維劣化を生じるため行わない。

➡乾燥機による乾燥は繊維劣化を生じる
　恐れがあるため行わない。

POINT!

●救急車内の清掃や資器材の洗浄時にも
　着用する。

5 ゴーグル

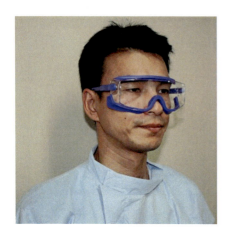

目的：出血を伴う外傷傷病者や吐血や喀血、嘔吐など、血液や体液が飛散するような場合や、呼吸器疾患、心肺停止傷病者の救急現場活動時に装着する。

POINT!

- 眼球は体外に露出した粘膜であり、感染のリスクが高いため、眼の横の隙間が防げるゴーグルを使用する。

Ⅱ．処置資器材　5．個人防護具

6 ヘルメット

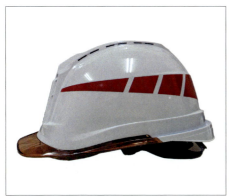

〈CAP ヘルメット〉

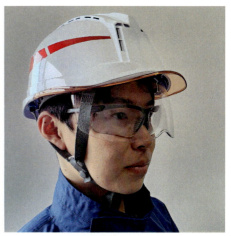

〈眼球保護シールド付き〉

目的：ヘルメットとしての安全性、快適性（軽量・清涼）と眼球保護シールドによる飛沫感染のリスクを低減させる。

特徴：従来のヘルメットに比べ約150g軽量で、今までムレの原因となっていた発泡スチロールを2重構造のパッドにし、通気性を向上させたヘルメット。
　　　また、観察・処置などで傷病者と距離が取れない救急現場では、眼球からの飛沫感染リスクが高く、スポーツタイプのゴーグルや眼鏡では傷病者の飛沫を完全に防御できないため、オーバーグラスシールドを併用することで、眼球への飛沫曝露リスクが低減できる。

保護帽の国家検定規格（耐貫通性能、耐衝撃吸収性能）をクリアしている。

［仕　様］

1．材質：ポリカーボネート
2．重量：510±20g
3．サイズ：頭囲 52.5〜63 cm

POINT!

● 傷病者との距離が取れない観察や処置では、飛沫から眼球を保護するため、眼球保護シールドを下げる。

メンテナンス

▶血液や体液で汚染された場合は、洗浄し乾燥させる。

7 ヘルメット

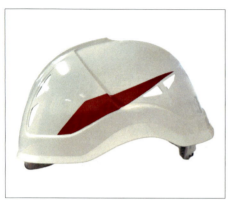

〈CAP ワーキングキャップ〉

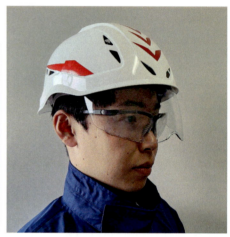

〈眼球保護シールド付き〉

目的：救急帽やアポロキャップに比べ安全性が高く、眼球保護シールドによる飛沫感染のリスクを低減させる。

特徴：従来の保安帽に比べ約350g軽量で、ラチェットアジャスターバンドにより、アゴ紐なしで頭部にしっかりフィットする。

　　また、観察・処置などで傷病者と距離が取れない救急現場では、眼球からの飛沫感染リスクが高く、スポーツタイプのゴーグルや眼鏡では傷病者の飛沫を完全に防御できないため、オーバーグラスシールドを併用することで、眼球への飛沫曝露リスクが低減できる。

　　保護帽の国家検定規格（耐貫通性能、耐衝撃吸収性能）はクリアしていないが、救急帽やアポロキャップに比べ頭部の保護が可能である。

[仕　様]

1．材質：ポリエチレン
2．重量：295±20g
3．サイズ：頭囲53〜62cm

POINT!

● 傷病者との距離が取れない観察や処置では、飛沫から眼球を保護するため、眼球保護シールドを下げる。

注意事項

➡ ラチェットアジャスターバンドだけでは不安定な場合には、アゴ紐（別売り）

II．処置資器材　5．個人防護具

により安定させる。

メンテナンス

▶血液や体液で汚染された場合は、洗浄
し乾燥させる。

6 輸液・静脈路確保

1 輸液製剤（乳酸リンゲル液）

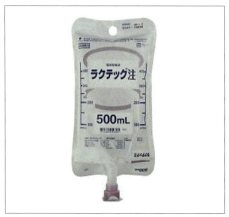

〈ラクテック®注（ソフトバッグ）〉

特徴：救急救命士が使用できる輸液製剤で、細胞外液に似た電解質組成を有し、Na^+、K^+、Ca^{2+}、Cl^-と体内でHCO_3^-になる乳酸イオンを含んでいる。電解質濃度はNa^+ 130 mEq/L、K^+ 4 mEq/L、Ca^{2+} 3 mEq/L、Cl^- 109 mEq/L、乳酸 28 mEq/Lである。

目的：心肺機能停止前の重度傷病者に対する輸液に使用する。出血性ショックや脱水など循環体液量の減少に対して、水分や電解質を補充する。

メンテナンス

▶室温保存とすること。
▶容器に表示の使用期限内に使用すること。

2 ■ 輸液セット

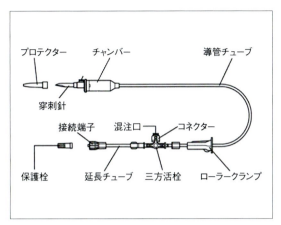

〈輸液回路の構成と名称〉

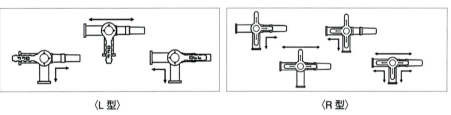

〈L型〉　　　　　　　　　　〈R型〉

三方活栓の種類と開放・閉鎖の操作

目的：輸液製剤（乳酸リンゲル液）と静脈留置針とをつなぐものである。

特徴：①輸液回路は輸液製剤に挿入する穿刺針と輸液の滴下を確認するドリップチャンバー、輸液速度を調節するローラークランプ（クレンメとも呼ばれる）、薬剤を側管から投与する三方活栓、静脈留置針までの延長チューブで構成される（三方活栓がない輸液セットもあり）。三方活栓と延長チューブはそれぞれ製品化されているが、すべてがセットになった輸液回路もあり、救急現場ではあらかじめセットになった輸液回路が使用されている。

②三方活栓にはL型とR型などがあり、薬剤を輸液回路に投与する際は、その開放側と投与側の操作が必要である。

[使用方法]

1. 輸液回路の使用期限、密封状態を確認する。
2. 輸液回路のよじれを確認する。
3. 三方活栓を開放し作動状態を確認する。
4. クレンメをチャンバーの5〜10cm下に位置させ、閉鎖する。
5. 輸液セットのクレンメを完全に閉じ、正立させた輸液ボトルの所定位置に刺入針を垂直にいっぱいの深さまで突き刺す。
6. チャンバーを圧縮し、チャンバー内に1/3〜1/2程度輸液を充填させる。
7. クレンメを開放し輸液回路内の空気を抜く。

注意事項

➡輸液回路の1mLあたりの滴数は、日本工業規格として基準が示され、20滴/mLおよび60滴/mLの輸液セットとし、20滴/mLは成人用、60滴/mLは小児用として使用する。
➡包装が破損しているものや、汚れているもの、製品そのものに異常がみられるものは使用しないこと。
➡包装を開封したらすぐに使用し、使用後は感染防止に留意し安全な方法で処分すること。

POINT!

● 三方活栓の種類別の開放・閉鎖の操作を理解する。

メンテナンス

▶水漏れに注意して保管すること。
▶高温または湿度の高い場所や、直射日光の当たる場所には保管しないこと。
▶包装に表示された使用期限を守ること。

Ⅱ．処置資器材　6．輸液・静脈路確保

3 駆血帯(井の内式)

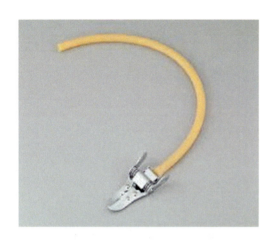

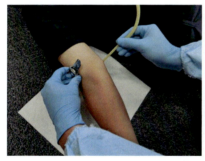

〈写真①〉

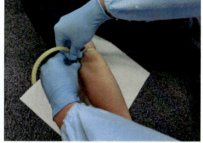

〈写真②〉

目的：穿刺静脈をうっ血させるために用いる。

［使用方法］

1. 駆血帯を穿刺部より中枢側に巻き、うっ血を確認する〈写真①〉。
2. 巻く際は、金属部を固定しゴム側を伸ばし固定する〈写真②〉。

メンテナンス

▶ 洗浄し乾燥させる。

123

4 静脈留置針

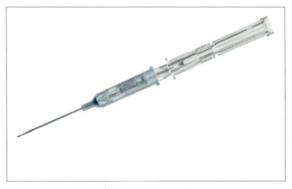

〈サーフロー ZERO〉
(画像提供:テルモ株式会社)

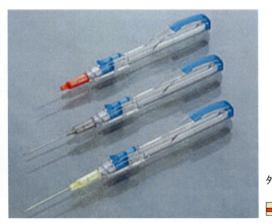

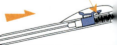

〈針刺し事故防止機能付き留置針 セーフタッチ®キャス〉

目的:静脈路を確保するために使用する。
特徴:ポリウレタン製の外筒と金属針の内筒で構成され、口径(太さ)は細いものから、24 G(ゲージ)、22 G、20 G、18 Gなどがあり、ゲージ数が梱包されているプラスチックにカラーコードで色分けされている。救急現場では、内筒による針刺し事故防止のため、安全装置付きの静脈留置針が使用されている。

ゲージ	カラーコード
24	黄色
22	濃紺
20	ピンク
18	深緑
16	灰色
14	オレンジ

［使用方法］

1. 穿刺部の静脈に応じた太さの静脈留置針を選択し、カット面を上にして保持する。
2. 消毒した部位に触れることなく手指で皮膚を末梢側に引き緊張させる。
3. 静脈留置針のカット面を上にして皮膚面に対して約15°の角度で皮膚に穿刺する。

4. さらに刺入して、針先で血管壁を貫きバックフローを確認する。
5. 針を寝かせて数 mm 進め、外筒を血管内へ進める。
6. カウンタートラクションを解き、内筒を保持したままテフロン部位がすべて挿入されるまで外筒を進める。
7. 穿刺した静脈留置針の針先中枢側の血管を押さえ、内筒を抜く。
8. 内筒を専用の廃棄容器に捨て、穿刺した静脈留置針の針先中枢側の血管を押さえたまま、駆血帯を外す。
9. 輸液回路と静脈留置針を両手で確実に接続する。

注意事項

➡使用後は感染性医療廃棄物として、耐穿刺性の硬い専用の廃棄容器に入れて廃棄する。

5 針廃棄容器

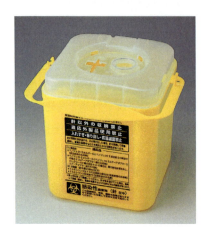

目的：使用後の静脈留置針を感染性医療廃棄物として処理する。

特徴：内筒が金属のため、耐穿刺性の硬いプラスチックの容器で、一度廃棄した内筒などが取り出せないようになっている。

注意事項

➡ 使用後は感染性医療廃棄物として専用業者に委託し廃棄する。

Ⅱ．処置資器材　6．輸液・静脈路確保

6 静脈可視化装置

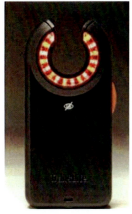
〈ベインライト〉

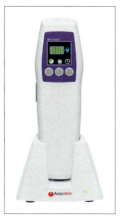
〈AccuVein AV500〉

目的：静脈のうっ血や血管形状、皮下脂肪の厚さなど、静脈路確保が困難な場合に確実に静脈を視認するために使用する。

〈ベインライト〉
特徴：2色のLEDライトにより静脈、浅血管がより鮮明に見えるようにするための機器で、コードレスかつポケットに収まるハンディタイプである。

〈AccuVein AV500〉
特徴：緑色のレーザーで照射することにより、静脈路を可視化できる。独自のレーザーを使用しており、眼への悪影響がない。3段階で明るさが調整可能。専用のクランプスタンドを使用すればストレッチャーなどに固定してハンズフリーにもできる。

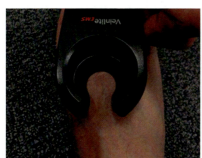
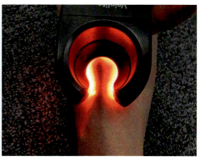
〈ベインライトを使用した静脈の確認〉

［使用方法］

1．電源を入れる。
2．穿刺したい静脈に近づける。
3．静脈の状態を確認し穿刺する。

メンテナンス

▶使用後は消毒する。
▶電池の残量を確認し、電池交換または充電する。

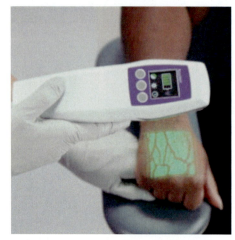

〈AccuVein AV500 を利用した静脈の確認〉

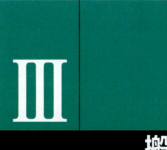

III 搬送資器材

1 メインストレッチャー

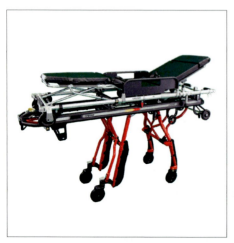

〈モンディアル トランスポーターモデル ST70-J〉

目的：救急車のメインストレッチャーであり、傷病者の収容から医療機関での救急車内から処置室までの搬送に使用する。

[仕　様]

1. 長さ：205 cm、幅：55 cm、高さ：94 cm（最低 36 cm）
2. 重量：36.5 kg
3. 最大荷重：200 kg

[使用方法]

1. 使用前に、傷病者固定ベルトをストレッチャー部に2本取り付けておく。
2. ホイールをロックし、本器の高さを最低位（移乗）に調整して傷病者の横に移動する。
3. 傷病者側のサイドアームを倒し傷病者を収容後、サイドアームを起こす。
4. 傷病者固定ベルトで傷病者を固定する。
5. ホイールのロックを解除後、適切な高さ（6段階）に調節し、搬送する。

POINT!

- 傷病者の状態に応じてバックレスト（無段階）とフットレスト（2段階）を調節する。
- 使用場所により、ポーターからストレッチャーを外し、サブストレッチャーとして使用する。
- 曳航する場合は、可能な限り平坦な路面を選定し、仕切りなど段差がある場合は無理せず持ち上げて曳航すること。

注意事項

→ 必ず傷病者固定ベルトを装着すること。
→ 落下防止のため、車両からの搬出時、レッグが完全に伸び切るまではホイールを地面に接地させないこと。
→ サブストレッチャーとして使用した場合は、ポーターとの接合を確認すること。
→ 前輪キャスターはフリー状態にもなるため、しっかりとロックを確認するこ

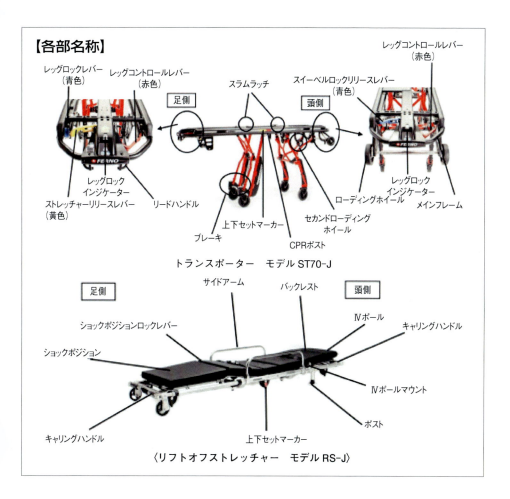

メンテナンス

▶ 使用ごとに湿式清掃する。
▶ 高度汚染された場合は、洗浄した後に湿式清掃する。
▶ 漂白剤やフェノール類、ヨウ素などを含む消毒剤は機器に損傷を与える可能性があるため絶対に使用しない。
▶ 機能点検を必要に応じて実施する。
▶ 可動部や金属が擦れ合う部分に、定期的にストレッチャー専用オイルを注油する。ただし、注油禁止箇所があるので「メンテナンスマニュアル」を参照すること。

2 メインストレッチャー

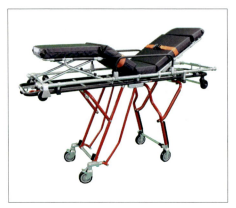

〈エクスチェンジ モデル 4080-S/4155〉

目的：救急車のメインストレッチャーであり、傷病者の収容から救急車内への収容および医療機関での救急車内から処置室までの搬送に使用する。

[仕 様]

1. 長さ：197 cm、幅：56 cm、高さ：96 cm（最低 25 cm）
2. 重量：29.2 kg
3. 最大荷重：159 kg

[使用方法]

1. 使用前に、傷病者固定ベルトをストレッチャー部に2本取り付けておく。
2. 本器を、傷病者の横に移動する。
3. オペレーター側とローディング側に1人ずつ向かい合って立ち、メインフレームを逆手で保持しながら同時にリリースハンドルを引きロックを解除して、傷病者の地面からの高さにトランスポーターの高さを合わせる（トランスポーターは6段階調整可能）。
4. 傷病者側のサイドアームを倒し傷病者を収容後、サイドアームを起こす。
5. 傷病者固定ベルトで傷病者を固定する。
6. 救急車内への搬入時は、高さを一番高い位置にすること。

POINT!

- ストレッチャーのフットレスト（2段階）およびバックレストならびにエアウェイを調整し、傷病者に適した体位にする。
- 使用場所によりトランスポーターからストレッチャーを外し、サブストレッチャーとして使用する。
- 曳航する場合は可能な限り平坦な路面を選定し、仕切りなど段差がある場合は無理せず本器を持ち上げて曳航すること。

注意事項

➡ 必ず傷病者固定ベルトを装着すること。

➡ 搬送時や持ち上げる際は、必ずトラン

III. 搬送資器材

【各部名称】

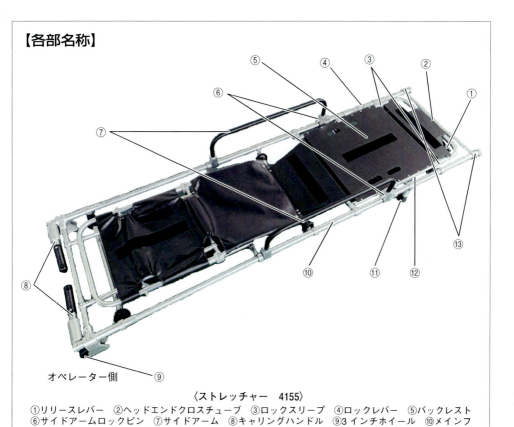

〈ストレッチャー　4155〉

①リリースレバー　②ヘッドエンドクロスチューブ　③ロックスリーブ　④ロックレバー　⑤バックレスト　⑥サイドアームロックピン　⑦サイドアーム　⑧キャリングハンドル　⑨3インチホイール　⑩メインフレーム　⑪クラッチチップ　⑫バックレストフレーム　⑬テレスコービングハンドル

スポーターのメインフレームを掴んで操作すること。
➡一番低いポジションで傷病者を収容するときは、ホイールロックをすること。
➡曳航または操作する場合は、ローディング側とオペレーター側に1人ずつ立ち使用すること。
➡落下防止のため、車両からの搬出時、レッグが完全に伸び切るまでホイールを地面に設置させないこと。
➡サブストレッチャーとして使用した場合は、ポーターとの接合を確認すること。

メンテナンス

▶使用ごとに、湿式清掃をする。
▶高度な汚染の場合は、洗浄後湿式清掃する。
▶高圧洗浄機の使用は厳禁。
▶機能点検を必要に応じて実施する。

【各部名称】

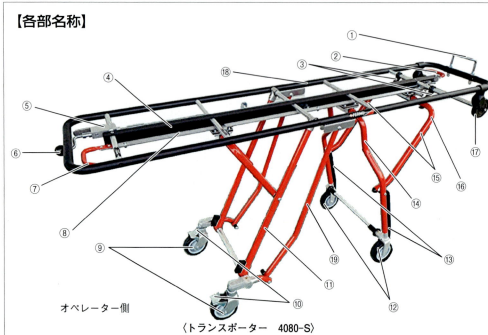

オペレーター側

〈トランスポーター　4080-S〉

①ヘッドエンドクロスチューブ　②リリースハンドル(ローディング側)　③レッグブレイスストップキャスティング　④Iビーム　⑤ロックボックス　⑥ロックノブ　⑦リリースハンドル(オペレーター側)　⑧フィラーバー　⑨5インチキャスターブレーキ付　⑩ロックレバー　⑪オペレーターエンドレッグ　⑫5インチホイール　⑬スカフストリップ(Lエンドレッグ)　⑭ローディングエンドレッグ　⑮スカフストリップ(Lエンドブレイズ)　⑯ローディングエンドレッグブレイス　⑰ローディングホイール　⑱メインフレーム　⑲リンケージバー

▶ロールピンやリベットに緩みやガタつきがないか、定期的に点検する。
▶可動部や金属が擦れ合う部分に、定期的にストレッチャー専用オイルを注油する。
▶漂白剤やフェノール類、ヨウ素などを含む消毒剤は機器に損傷を与える可能性があるため絶対に使用しない。

3 メインストレッチャー

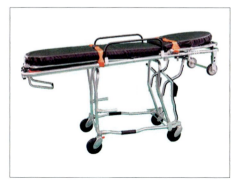

〈スカッドメイト モデル 9304〉

目的：救急車のメインストレッチャーであり、傷病者の収容から救急車内への収容および医療機関での救急車内から処置室までの搬送に使用する。

[仕　様]

1. 長さ：最長 196 cm（最短 176 cm）、幅：56 cm、高さ：搬入レベル 103.5 cm（折畳時 34.5 cm）
2. 重量：42.7 kg
3. 最大荷重：181 kg

[使用方法]

1. 使用前に、傷病者固定ベルトをストレッチャー部に 2 本取り付けておく。
2. ホイールをロックし本器の高さを最低位、もしくは折り畳んだ状態に調整して、傷病者の横に移動する。
3. 傷病者側のサイドアームを倒し傷病者を収容後、サイドアームを起こす。
4. 傷病者固定ベルトで傷病者を固定する。
5. ホイールのロックを解除後、適切な高さ（3 段階）に調節し、搬送する。

POINT!

● 車両への搬入

① 1 人がオペレーター側に立ち、もう 1 人は本器の側面に立って補助する。

② 高さを搬入レベルの状態にして、前輪の方向固定をロック、セーフティーロックレバーをアンロックにする。

③ ローディング側のレッグが車両のバンパー（ステップ）に当たるまで押し込み、ローディングホイールが車両に入ったことを確認する。

④ オペレーター側はメインフレームを逆手で保持しながら、コントロールハンドルを引いて本器を押し込む。

⑤ オペレーター側で操作している人の指示に従い側面で補助している人は片手でリフトハンドルを掴み、レッグが車両のステップに当たると同時にレッグを後方へ払いのけるようにして持ち上げて脚部が折り畳まれるのを補助する。

⑥ 本器が確実に車内に搬入されたことを確認し、コントロールハンドルを

【各部名称】

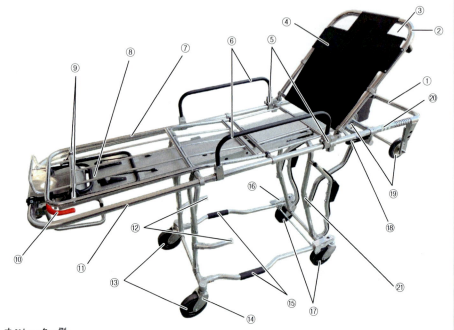

オペレーター側

①コントロールハンドル(ローディング側)　②バックレストメインフレーム　③リリースレバー　④バックレスト　⑤サイドアームロックピン　⑥サイドアーム　⑦フットレストフレーム　⑧リードハンドル　⑨解除レバー　⑩コントロールハンドル(オペレーター側)　⑪メインフレーム　⑫ソケットプラスチック　⑬6インチキャスターブレーキ付　⑭ブレーキペダル　⑮リフトハンドル　⑯ロックレバー　⑰6インチキャスタースイーベルロック付　⑱セーフティーロックレバー　⑲ローディングホイール　⑳ヒンジスリーブ　㉑ロックリリースレバー

- 離し、ファスナーで固定する。
- 傷病者の状態に応じてバックレスト(ラチェット式)とショックポジション(サポートバーにより約20度に固定)を調節する。
- 曳航する場合は、可能な限り平坦な路面を選定し、仕切りなど段差がある場合は無理せず本器を持ち上げて曳航すること。

注意事項

➡ 必ず、傷病者固定ベルトを装着すること。

➡ 落下防止のため、車両からの搬出時にレッグが完全に伸び切るまではホイールを地面に接地させないこと。

➡ 必ず前輪の方向固定がロックされていることを確認してから、車両への搬入

Ⅲ．搬送資器材

および車両からの搬出を行う。

➡ローディングホイール側前輪キャスターの方向固定がロックされていない場合、救急車搬入時に故障の原因となるため確認する。

メンテナンス

▶使用ごとに、湿式清掃する。
▶高度な汚染の場合は、洗浄した後に湿式清掃する。

▶漂白剤やフェノール類、ヨウ素などを含む消毒剤は機器に損傷を与える可能性があるため絶対に使用しない。
▶高圧洗浄機の使用は厳禁。
▶機能点検を必要に応じて実施する。
▶ロールピンやリベットに緩みやガタつきがないか、定期的に点検を実施する。
▶可動部や金属が擦れ合う部分に、定期的にストレッチャー専用オイルを注油する。

4 電動ストレッチャー

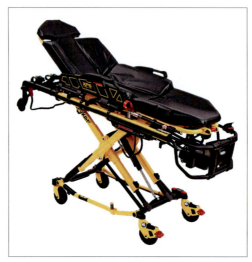

〈Power-PRO™ XT〉

電動ストレッチャーとは
　救急現場において繰り返し行われるストレッチャーの上げ下げの負担軽減を目的に、電気油圧(バッテリー駆動)を用いたストレッチャーをいう。

目的：救急車のメインストレッチャーであり、傷病者の収容から医療機関の救急処置室までの搬送に使用する。

[仕　様]

1. 長さ：206 cm(最小 160 cm)、幅：58 cm、高さ：36 cm〜105 cm で調節可能
2. 重量：57 kg(バッテリーおよびマット類なし)
3. 最大荷重：318 kg(付属品を含む荷重)

[使用方法]

1. 使用前に、傷病者固定ベルトを取り付けておく。
2. 足側にあるストレッチャーコントロールスイッチの「⊖ボタン」を押し、任意の高さまで下げる。
3. ホイールをロックし本器の高さを最低位に調整して、傷病者の横に移動する。
4. 傷病者側のサイドを倒し傷病者を収容後、サイドを起こす。

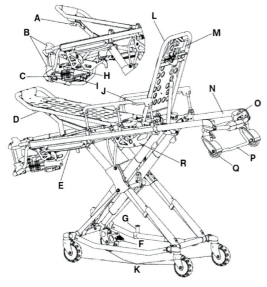

【各部名称】

A：フットレスト解除ハンドル
B：高さ調節スイッチ
C：手動バックアップハンドル
D：フットレスト
E：高さセンサーのハウジング（反対側）
F：ホイールロック
G：ストレッチャー保持用ポスト
H：バッテリーリリース
I：バッテリー
J：サイドレール解除ハンドル
K：搬送用ホイール
L：背もたれ
M：背もたれ調整ハンドル
N：格納式頭部
O：頭部解除ハンドル
P：安全バー
Q：ロードホイール
R：油圧ユニット

5. 傷病者固定ベルトで傷病者を固定する。
6. 足側にあるストレッチャーコントロールスイッチの「⊕ボタン」を押し、任意の高さまで上げる。
7. ホイールのロックを解除後、搬送する。

POINT!

● 傷病者の状態に応じてバックレストとフットレストを調節する。
● バッテリー充電が切れた場合には手動により操作が可能である。
● 曳航する場合は、可能な限り平坦な路面を選定し、仕切りなど段差がある場合は無理せず持ち上げて曳航する。

注意事項

→ 傷病者固定ベルトを必ず装着する。

→ 曳航時や救急車からの搬出・搬入時には、必ず隊員が複数個所のフレームを把持する。
→ ストレッチャーの上げ下げや搬出・搬入時には、安全バーに手を触れない。
→ 斜度が5度を超える路面を曳航する場合には、最低位とする。

メンテナンス

▶ 使用ごとに湿式清掃する。
▶ 高度汚染された場合は、洗浄した後に湿式清掃する。
▶ 高圧洗浄は可能であるが、製造業者推奨の適切な洗浄剤などを使用する。
▶ 充電状況や油圧など、日常点検を行う。
▶ 潤滑液などの使用は必要としない。

5 電動ストレッチャー

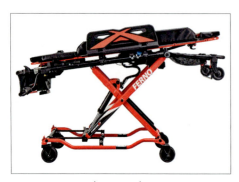

〈Power X1〉

目的：救急車のメインストレッチャーであり、傷病者の収容から医療機関の救急処置室までの搬送に使用する。

[仕　様]

1. 長さ：203 cm（最小 148.3 cm）、幅：60.7 cm、高さ：41.2～112 cm で調節可能
2. 重量：65 kg
3. 最大荷重：318 kg

[使用方法]

1. 使用前に、傷病者固定ベルトを取り付けておく。
2. 足側にある高さ調節ボタンの「⊖ボタン」（下降ボタン）を押し、任意の高さまで下げる。
3. ブレーキペダルでホイールをロックし、本器の高さを最低位に調整して傷病者の横に移動する。
4. 傷病者側のサイドアームを倒し傷病者を収容後、サイドアームを起こす。
5. 傷病者固定ベルトで傷病者を固定する。
6. 足側にある高さ調節ボタンの「⊕ボタン」（上昇ボタン）を押し、任意の高さまで上げる。
7. ホイールのロックを解除後、搬送する。

POINT!

- 傷病者の状態に応じてバックレスト（無段階調節）とフットレスト（ショックフレーム）を調節する。
- バッテリー充電が切れた場合には手動により操作が可能である。
- 曳航する場合は、可能な限り平坦な路面を選定し、仕切りなど段差がある場合は無理せず持ち上げて曳航する。
- 頭側のホイールは後方の固定切り替えペダルで操作できるため、用途により使い分ける。

注意事項

→ 傷病者固定ベルトを必ず装着すること。
→ 曳航時や救急車からの搬出・搬入時には、必ず隊員が複数個所のフレームを把持する。
→ 上げ下げや搬出・搬入時には、安全バー

III. 搬送資器材

【各部名称】

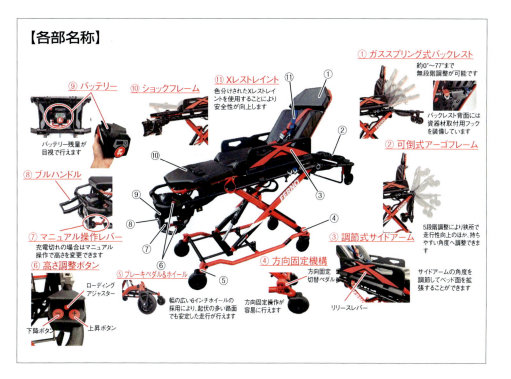

メンテナンス

▶使用ごとに湿式清掃する。

に手を触れない。

▶高度汚染された場合は、洗浄した後に湿式清掃する。

▶充電状況や油圧など、日常点検を行うこと。

6 サブストレッチャー

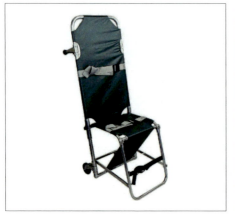 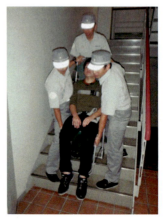

〈コンビネーションストレッチャー モデル107〉

サブストレッチャーとは
　階段搬送や狭隘な場所からメインストレッチャーまでの搬送に使用し、救急車内のサブベッドとしても使用する。椅子型にして坐位の搬送も行える。

目的
・予備の担架として使用(傷病者2名の車内収容時)。
・階段、狭隘な場所からの搬出および搬送。

[仕　様]

1. 重量：11 kg
2. 長さ：185 cm(折り畳み時 98 cm)
3. 最大荷重：159 kg

[使用方法]

1. 折り畳んだ状態からストレッチャーとして使用の場合

① 折り畳まれたストレッチャーの頭側、足側の両方のメインフレームを掴んで開く。
② ホイールとポストのロックをはずし、1/4回転させて固定する。
③ 搬送時には、頭側(モデルによってはなし)および足側のキャリングハンドルを手前に引いて使用する。

2. ストレッチャーからチェアーとして使用の場合

① 傷病者を乗せない状態
　ⅰ．足側を下にして、ストレッチャーを立てる。
　ⅱ．シート部分のフレームを掴んで

III. 搬送資器材

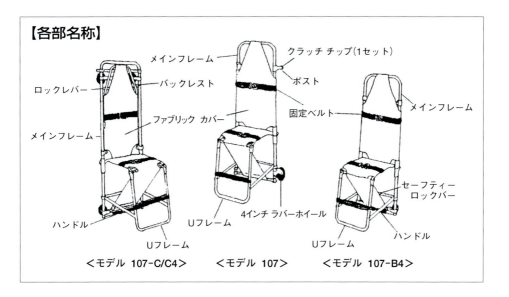

【各部名称】
<モデル 107-C/C4> <モデル 107> <モデル 107-B4>

　　　上へ引き上げる。
　ⅲ．ロックバーを使用し上下のフレームを固定する。
②傷病者を乗せた状態
　ⅰ．隊員2名により、左右のメインフレームを掴んでストレッチャーの頭側と、シート部のフレームを支える。
　ⅱ．頭側とシート部のフレームを支えながらストレッチャーを起こす。
　ⅲ．ストレッチャーが起き上がるにつれ傷病者自身の重みで自動的にチェアーポジションになる。
3．チェアーからストレッチャーとして使用の場合 (傷病者を乗せた状態)
　①1人の隊員は傷病者の後ろから頭側のフレームを掴み、前を浮かせる。
　②もう1人の隊員は足でホイールを押

さえ、チェアーが動かないようにする。
　③チェアーの頭部を支えている隊員は、ゆっくり後ろに下がりながらストレッチャーにする。このとき、もう1人の隊員は傷病者の足がUフレームに挟まれないように注意しながらUフレームを支える。

POINT!

● 傷病者を乗せたら、必ず固定ベルトを使用し、傷病者の体型や搬送経路により、介助者を増やす。
● チェアーとして使用の場合、傷病者の前で介助する隊員は必ず傷病者と向かい合う方向において介助し、階段などの上り下りの際には、さらに別の隊員を補助として付け、安全確保に努める。搬送中は、傷病者は必ず進行方向を向

くように搬送する。

注意事項

➡折り畳んだ状態から開くとき、または畳むときに、中央部のつなぎ箇所で指を挟まないこと。

➡チェアーポジションにするときは、必ずロックすること。

➡チェアーポジションからストレッチャーポジションにするときは、必ず

2名以上で操作すること。

➡操作中、手や指を挟まないように、フレームとフレームが接触する部分は絶対に掴まないこと。

メンテナンス

▶カバーやベルトの交換、本体への注油を定期的に実施する。

▶金属部分の表面の汚れは湿式清掃する。

7 サブストレッチャー

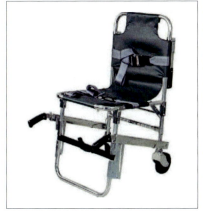

〈ステアチェアー モデル40〉

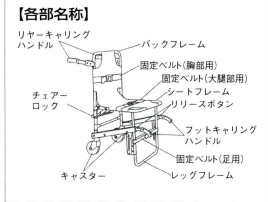

【各部名称】
リヤーキャリングハンドル
バックフレーム
固定ベルト(胸部用)
固定ベルト(大腿部用)
チェアーロック
シートフレーム
リリースボタン
フットキャリングハンドル
固定ベルト(足用)
キャスター
レッグフレーム

目的：坐位による搬送および階段での搬送。

[仕　様]

1. 長さ：91cm、幅：55cm
2. 重量：10kg
3. 最大荷重：159kg

[使用方法]

1. バックフレームとシートフレームを掴んで開く(完全に開くと自動的にロックされる)。
2. フロントキャリングハンドルは、一番下のポジションで固定する。
3. リヤーキャリングハンドルを伸ばす。

POINT!
● 傷病者を乗せたら、傷病者固定ベルトを確実に締める。
● 床が滑らかな場所では、押して搬送可能である(2名の隊員が必要)。
● 階段で使用する場合、隊員3名で介助し搬送する。

注意事項

→ 最大荷重を超えての使用はしない。
→ 本体を開くとき、閉じるとき、またはハンドルを使用する場合に指を挟まない。
→ 必ず傷病者固定ベルトを締める。
→ 操作は必ず2名以上で行い、傷病者の体型および路面の不安定な場合など、介助者を増やす。

メンテナンス

▶ 使用後ごとに、湿式清掃する。

8 サブストレッチャー

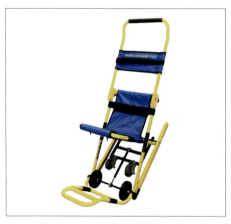

〈イーバック＋チェア®MK5-JP〉

目的：傷病者を階段から降ろす際に、安全・迅速に搬送する。

[仕様]

1. 寸法(cm)：52(W)×22(D)×102[H（収納時)]
2. 質量：9.5 kg
3. 最大荷重：182 kg
4. 対応角度：28～40度
5. 材質：アルミニウム、スチール、ゴム、合成繊維

[使用方法]

1. 収納状態から椅子状に展開し、傷病者を移乗させる。
2. 傷病者の頭部・腹部をベルトで固定する。
3. 階段の角の2～3段に、本体のVベルトを載せる。
4. Vベルトを階段の角に押しつけながら降ろす。
5. 平坦な場所に降ろした後は、後方の車輪を展開し、4輪で搬送する。

POINT!

- 傷病者を移乗した後は、ベルトで傷病者の頭部・腹部を固定する。
- 階段の角に押しつけられたVベルトの摩擦抵抗により適度にブレーキがかかるので、Vベルトを階段角に押しつけるように降ろす。

注意事項

➡ Vベルトと階段の摩擦抵抗により降ろすため、一般住宅での階段では階段角を傷つけるので使用に適さないことに注意する。

メンテナンス

▶ Vベルトは、使用の有無にかかわらず1～2年ごとに交換する。

Ⅲ．搬送資器材

9 ▍バスケット型ストレッチャー

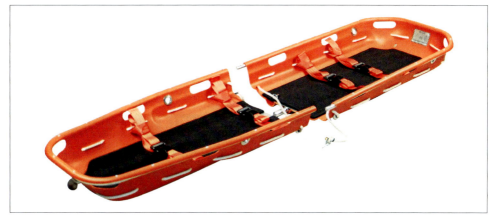

〈ファーノ®モデル 71-S：2 分割型〉

バスケット型ストレッチャーとは
　搬送と救出用のストレッチャーで舟の形をしていることから舟型担架とも呼ばれる。ポリエチレン製やアルミ製、ステンレス製などがある。バックボードやスクープストレッチャーは全脊柱固定具であるため、ベルトを固定するフック（金具）は荷重強度が弱いので吊り上げなどの救出には使用できず、また長距離搬送では不安定なため安全な搬送が行えない。吊り上げなどの救出や長距離搬送ではバスケット型ストレッチャー（舟型担架）に載せ救出搬送する。

目的：工場、鉱山、建築現場、山岳・水難救助などの救助現場からの傷病者の搬出および搬送に使用する。脊柱、頸椎などに損傷の可能性のある傷病者では、バックボードなどにより全脊柱固定後、本体と併用して使用する。

[仕　様]
1. 長さ：217 cm、幅：61 cm、高さ：20 cm
2. 重量：13 kg
3. 最大荷重：272 kg

[使用方法]
1. 2 分割されているモデル（71-S 型）は、3 本のスプライスをスリーブの中に差し込み、3ヵ所のスプライスの

穴にコネクターピンを差し込む。

2. 傷病者の体型に合わせて、傷病者ベルトを取り付ける（本体に、20ヵ所の傷病者固定ベルト取り付け箇所がある）。

3. 垂直吊りする場合や高所で使用する場合、フットレストを併用して傷病者の動きを抑制する。

POINT!

- 本体の底部に、必要に応じて毛布などを敷く。
- 小児や小柄な傷病者の場合、側面に毛布、タオルなどを詰めて傷病者を抑制する。
- 搬送する場合、可能な限り平坦な路面を選定する。
- 勾配があり、手持ちで搬送できない状況では、ロープ、ウィンチや梯子など

を利用する。

- 吊り上げまたは吊り下げる場合は、4ポイントブライドルまたはロープを併用して使用する。
- 水平吊りを行う場合は、4ヵ所のハトメ穴に4ポイントブライドルまたはロープを取り付けて使用する。

注意事項

➡ 必ず傷病者固定ベルトを装着する。
➡ カラビナを取り付ける場合、ゲートを内向きに取り付ける。
➡ 荷重を十分に考慮し使用する。
➡ 必要に応じて、タッグライン（補助ロープ）を使用する。

メンテナンス

▶ 使用後ごとに、本体、スピードクリップなどの損傷の有無の点検を行う。

III. 搬送資器材

10 エアーストレッチャー®

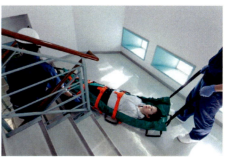

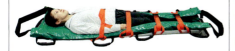

〈FDM（Fire Department Model）〉

目的：傷病者を安定させ、かつ救助者の身体負担を軽減した搬送を行う。

特徴：①空気が挿入されたマットがクッションとなり、ターポリン担架のように傷病者を持ち上げることなく、引きずりによる搬送が可能な搬送器具である。
②引きずり搬送により、傷病者を安定させ、さらに救助者の身体負担を軽減することができる。また、付属のPE（ポリエチレン特殊板）を底部に装着することにより、屋外での引きずり搬送も可能となる。
③マットカバーは血液の色などが判定しやすいメディカルグリーンのターポリンで、血液や体液の拭き取りが容易である。

[使用方法]

1. エアーストレッチャー®本体を広げる。
2. エアーバルブを開け、マットに空気を吸入し（約60〜90秒で空気が入り切る）、エアーバルブを閉じる。
3. 傷病者をエアーストレッチャー®に乗せ、安全ベルトを締める。
4. ループベルト、またはハンドベルトを把持し搬送する。

POINT!

- ループベルトは、肩からたすき掛けにするか、ハンドベルトを把持する。
- 2人で搬送する場合、足側の隊員はエアーストレッチャー®の横に立ち、足元を10cmほど上げるようにするとスムーズに搬送できる。
- 階段搬送では足側（下部）の隊員がループベルトを進行方向の逆側に引き、減

速させながら搬送することにより、急
加速による事故を防止できる。

メンテナンス

▶エアーマットは、最初は空気の入りが
悪い場合があるが、使用ごとに空気の
吸入・排出はよくなる。使用前に、暖か
な部屋で一晩広げておくと空気の入り
がよくなる。

▶エアーストレッチャー® を収納する場
合は、必ずエアーバルブを開け、空気
を抜きながらゆっくりと巻き、巻き終
わったらエアーバルブを締める。

▶オプナーベルトがある場合は、オプ
ナーベルトによる巻きずれを防止する
ため、ベルトで締めておく。

▶血液や体液で汚染された場合は、洗浄
し乾燥させる。

III. 搬送資器材

11 アジャストストレッチャー®

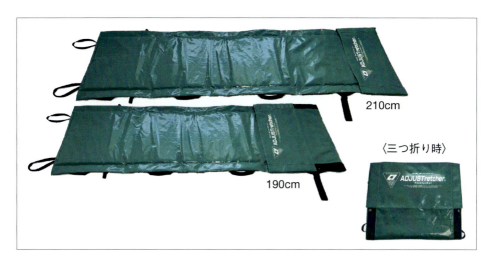

210cm

190cm

〈三つ折り時〉

目的：可変式フットカバーを採用し傷病者の身長差に応じた搬送ができる。

特徴
- ストレッチャー自体の長さを調節でき、脚部の安定と身長差に応じた搬送が可能である。
- 傷病者の下肢を脚部グリップでまとめることができ、階段などでの下り搬送時の旋回性やコントロール性を向上できる。
- ストレッチャーには8個の持ち手と人間工学的知見に基づいた4個のハンドベルトが設けられており、救助者は搬送状況に応じた負担の少ない姿勢取りが可能である。
- ストレッチャーの内蔵マットは傷病者の負担を軽減し、狭い階段での下り搬送時にはスライド搬送が可能である。

[仕様]

1. サイズ：使用時；60(幅)×190/210/240(長さ)×2(厚さ)cm
   収納時：60(幅)×60(長さ)×10(厚さ)cm〈三つ折り〉
2. 重量：約2.9kg
3. 素材：本体(ターポリン生地)、底面保護布(ポリエステル)、クッション材(ウレタンマット)
   グリップ：ビニールチューブ黒ベルト巻(6ヵ所付)
4. オプション：可動式安全ベルト、ショルダーベルト(カラビナ付)、収納袋

[使用方法]

1. 傷病者の身長に合わせ可変式フットカバーの長さを調節する。
2. ストレッチャーの上に傷病者を乗

せ、フットカバーに脚部を収納する。

3. 救助者の人数や体格差などを考慮して、ストレッチャーの持ち手位置を決定する。

4. 救助者の腰部に負担がかからない体勢でストレッチャーを持ち上げる。

メンテナンス

▶ターポリン生地のため丸洗いが可能である。

▶洗浄時には可変式フットカバーを拡げることで作業性が向上できる。

▶保護布は交換可能である。

Ⅲ．搬送資器材

12 エルゴストレッチャー®S

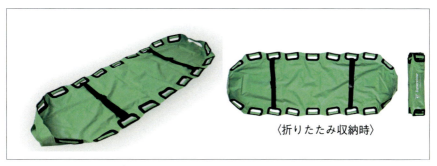

〈折りたたみ収納時〉

〈ERG-003　エルゴストレッチャー®S〉

目的：傷病者を安定させ、かつ救助者の身体負担を軽減した搬送を行う。

特徴：人間工学（エルゴノミクス）的知見に基づいた構造で救急隊員の身体負担を軽減させる。持ち手が18ヵ所あり、狭隘な通路や階段で安全かつ身体負担を軽減させる搬送が可能である。持ち手は人間工学的に力を発揮しやすい角度と太さとなっている。また、階段搬送時の傷病者のずれを防止するために足袋が付加されている。

全面防滴仕様で救急活動後のメンテナンスも容易である。

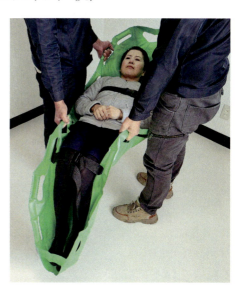

［仕　様］

1. サイズ：70(幅)×185(長さ)cm
2. 重量：約2.0kg
3. 材質：本体；ターポリン、CMS
　　　　持ち手芯材；塩ビ

メンテナンス

▶使用後は除菌剤で除菌する。
▶血液や体液で汚染された場合は、洗浄し乾燥させる。

写真提供・協力（五十音順）

アイ・エム・アイ株式会社

アコードインターナショナル株式会社

アズワン株式会社

アルケア株式会社

アンブ株式会社

旭化成ゾールメディカル株式会社

エアーストレッチャー®株式会社

オオサキメディカル株式会社

株式会社大塚製薬工場

カフベンテック株式会社

コーケンメディカル株式会社

シチズン・システムズ株式会社

新鋭工業株式会社

スミスメディカル・ジャパン株式会社

スリーエムジャパン株式会社

センシンメディカル株式会社

センチュリーメディカル株式会社

ソルベンタム合同会社

テルモ株式会社

日本光電工業株式会社

日本ストライカー株式会社

日本船舶薬品株式会社

ニプロ株式会社

ファーノ・ジャパン・インク日本支社

株式会社フォーチュン

マシモジャパン株式会社

株式会社松永製作所

レールダル メディカル ジャパン株式会社

株式会社ワコー商事

必携 **救急資器材マニュアル**(改訂第3版)
ISBN978-4-907095-94-9 C3047

平成 27 年 12 月 1 日	第 1 版発 行
平成 31 年 4 月 1 日	第 1 版第 3 刷 (増補)
令和 4 年 4 月 1 日	第 2 版第 1 刷
令和 5 年 2 月 1 日	第 2 版第 2 刷
令和 6 年 11 月 1 日	第 3 版第 1 刷

編　集 ———	安　田　康　晴
発行者 ———	山　本　美　惠　子
印刷所 ———	三　報　社　印　刷 株式会社
発行所 ———	株式会社 ぱーそん書房

☎ 101-0062 東京都千代田区神田駿河台 2-4-4 (5F)
電話 (03) 5283-7009 (代表)／Fax (03) 5283-7010

Printed in Japan　　　　　　　　　　　Ⓒ YASUDA Yasuharu, 2015

・本書の複製権・翻訳権・上映権・譲渡権・公衆送信権（送信可能化権を含む）は
株式会社ぱーそん書房が保有します.
・**JCOPY** ＜出版者著作権管理機構　委託出版物＞
本書の無断複製は著作権法上での例外を除き禁じられています. 複製される場合
には, その都度事前に出版者著作権管理機構(電話 03-5244-5088, FAX 03-5244-
5089, e-mail：info@jcopy.or.jp)の許諾を得て下さい.